文成天縱

中醫古籍稀見稿抄本輯刊

ZHONGYI GUJI XIJIAN GAO-CHAOBEN JIKAN

李鴻濤 主編

22

廣西師范大學出版社
GUANGXI NORMAL UNIVERSITY PRESS
·桂林·

第二十二册目録

課姪心法二卷

〔清〕華仁基纂輯

清光緒華氏愛竹居抄本

課姪心法二卷

本書爲中醫外感熱病專著。華仁基，號金匱湄生，又號白湄湖人，生平不詳。本書爲破俗見（工傷寒者執定汗下和解而不敢議補）、啓後學（書名爲『課姪』，或當爲教授侄子之學案）而作。內容涉及傷寒與温病，以及部分雜證。全書分爲上、下兩卷，上卷分爲三個部分：首先是《傷寒犀照引》《傷寒正名總論》等十四篇總論性質的短篇，概括傷寒與類傷寒的證候、治則、治禁、治法等；其次爲《見症立方》和《見症立方補遺》，共載録發熱、惡寒、惡風等一百一十一個證狀或證候的因證脉治；最後爲望聞法和辨舌胎。下卷爲《集時行症類三十六症》，收録冬温、温病、風温等常見温病三十六種，皆舉其病因證治。全書內容條分縷析，理法方藥賅備，足堪取法。

課媳心法 上

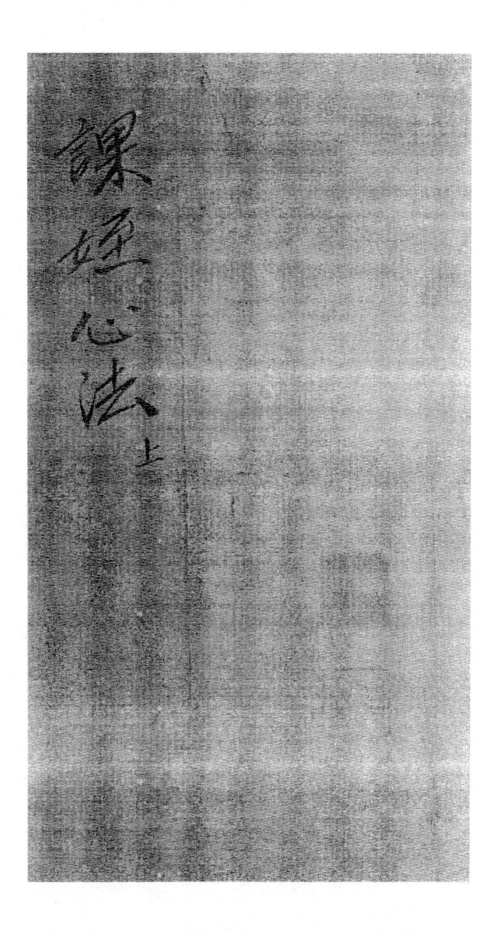

傷寒雜症毋分兩途傷寒以攻邪為務雜症以調養為先則工傷寒者遂執汗下和解之法別無一念顧其正氣以至一切虛症不敢用補舉世所見皆然病家亦盡死無怨良由聖教久湮邪說橫行之故是不得不以傷寒入門見症定名立方真訣一句喝破令粗知分經辨脈不致妄為舉措寧無小補於世哉至於仲景之原文喻嘉言之尚論篇張璐玉之贊論緒論柯韻伯之來蘇集著切詳

明各有妙義其從中分別是非定厥指歸惟在三反四覆參互考訂採集諸家之論而斷以至當之理而已

課姪心法目錄　　金匱湄生華仁基録

見症立方

發熱　惡寒　惡風　自汗

頭痛　身痛　胸脇滿　結胸

痞　大腹痛　少腹痛　腹痛

咽痛　脇痛　呃逆　嘔

吐　噦　欬嗽　喘

煩躁　懊憹　戰慄　悸

渴　口燥咽乾　漱水不欲咽　發狂

譫語　鄭聲　自利　鬱冒
瘈瘲　動氣　痓　手足厥逆
頭眩　衄血　吐血　畜血
下血　小便不利　小便自利　小便数
發黄　發斑　狐惑　多眠
不得眠　短氣　百合病　蚘厥
陰陽易　勞復　食復　過經不解
汗後不解　下後不解　合病　并病

兩感　瘥後昏沉

見症立方補遺

頭重　頭腫　項強　背惡寒
寒熱　潮熱　無汗　盜汗
頭汗　拘急　心下滿　藏結
腹滿　不大便　下利　便膿血
小便難　乾嘔　腸鳴　噫氣
氣逆　唾膿血　熱入血室　振

肉瞤筋惕　怫鬱　戴陽　四逆
足冷　厥　踡卧　脣甲青
失音不語　喉痺　不仁　厥暈
驚惕　藏厥　舌捲囊縮　陽縮
直視搖頭　遺尿　循衣摸空　絶汗
女勞復　遺熱　發頤　喜唾
瘥後浮腫

望聞法

黃湯中用桂枝杏仁卅四般施發熱寒頭項痛傷寒此汗淋漓

傷寒正名總論

傷寒者。冬時嚴寒。感冒殺厲之氣而病也。其始在太陰陽經。脈浮而緊。無汗不能食者。為傷寒 8 麻黃湯 浮中遲弱者。為衛氣不充 8 黃芪建中湯 陽虛不能作汗。而復夫陰者。再造散 脈浮而緩。自汗能食者。為中風 8 桂枝湯 脈浮緊而數。發熱煩躁。身疼不汗出者。為風寒兩傷 8 大青龍湯 脈浮緩。自汗身重。無少陰症 8 而嘔利。少腹滿而喘者。為心下有水氣 8 小青龍湯 或表邪未已。而犯膀胱之本。小便難。煩渴引飲者。

為熱結膀胱○五苓散自汗多○亦屬陽明○又禁用五苓散○恐重竭其津液也○如狂喜忘○為畜血○桃仁承氣及代抵當湯火迫劫汗亡陽○驚狂為大逆○犯本也○救逆湯○如脈浮數○而嘔吐者○必傳陽明經○桂枝加葛根湯○若食脹悶○更加橘半枳朴○若自利者○葛根湯嘔者○加半夏○稍遲必入陽明之府○自汗脈滑○此屬胃實○候其結定○用承氣攻之○如陽明不入府○邪氣在經未罷○必傳少陽○脈弦脇痛○往來寒熱○小柴胡湯○少陽與厥陰為表裡○寒熱往來○至十餘日○大便不利○脇下汗出○可用大柴胡湯微利之○緣胆無出入○瀉

土所以瀉木也。如脇下無汗。為胆未実。不可下。下之必犯少陽之本。胸滿煩。驚譫語。身重不可轉側。柴胡龍骨牡蠣湯 至傳三陰。太陰則嗌乾。下利。而脈沉細。小建中湯和之 因誤下而陽邪内陥。腹痛者。桂枝加白芍 痛甚。加大黄 此謂乎平者。元氣之盛衰。及至宿滯也。然傳少陰必口燥舌乾。脈沉下利。然邪奔迫故也。若手足微逆者。四逆散 若下利清水。心下鞕痛。而譫語者。大承氣湯 又有元氣素衰。或汗下過劇。陽氣傷而成虚寒症。不可執認待經而禁絶温補也。然傳厥陰○則有下奪外解之分○若手足厥冷脈細欲絕○或下利脈大而腸鳴者○（宜用當歸四逆湯）若誤下○而脈沉○厥逆自利○煩滿囊●縮者○（小承氣湯）若脈浮緩○而囊不縮○為厥逆下利○必自愈○乃陰盡陽復○風從木化也○（亦與小劑桂枝湯助其作汗而解）此六經症治之大略耳○詳在後○

陰陽傳中

如交霜降節後。有病發熱頭痛而自汗其脉浮緩者。此風傷衛之症也。夫風為陽邪只傷衛分。衛分一傷所以腠理疎。自汗出。身体不疼。氣亦不喘。而脉亦不見緊象也。如見惡寒發熱頭疼而骨痛無汗而喘。其脉浮緊者。此寒傷營之症也。夫寒為陰邪直傷營分。營分一傷所以腠理固閉無汗而喘。身亦疼骨亦痛脉亦不柔和也。以上風傷衛者。名桂枝湯一方寒傷營者。有麻黄湯一方若風寒併傷營衛，則另為見症，亦為青龍一方。

如見發熱惡寒，頭痛身疼，汗不得出，煩躁，脉浮緊者，風寒併傷營衛也。風為陽邪，竅不入，性善動，法當為汗；寒為陰邪，其類固閉，寒氣斂束，鬱遏腠理，所以汗不得泄，熱勢反蒸于裡，而發為煩躁也。以上皆太陽經初病見症，有桂枝、麻黃、青龍鼎峙三方。若交陽明經，則惡寒皆除，但壯熱，脉浮數，自汗，而以陽明內達于胃，多氣多血，邪入其經，蒸動水穀之氣，故皆為汗，但以能食為陽邪屬風，不能食為陰邪屬寒辨之。若交少陽經，則往來寒熱，口苦脇痛乍寒乍熱，脈見弦滑。以其經居半表半裏，邪欲入則寒，正與爭則熱。所以只宜和解，而有汗、下、利小便三禁。

傷寒傳變，無有次第，而無定矩。有循經而傳者，有越經而傳者。有傳遍六經者，有傳至二三經而止者。有犯本者，有入府者。有邪在太陽，不傳陽明之經，即入陽明之府者。有陽明經府相傳者。有從少陽經傳入陽明府者。所以仲景有太陽陽明、正陽陽明、少陽陽明之異。或云少陽無逆傳陽明之理，不知胃為十二經之總司，經經交貫，且少陽之經在外陽明之府在内俱逆〻乃至若傳入陰經亦有轉入胃府而成下症其〻太陰藏府相連移寒移熱〻最易少〻陰亦有下利清水色純青心下痛口乾燥者厥陰〻亦有下利譫語者此皆陰經入府〻症少〻陰更有熱移膀胱之府一身手足盡熱小便血者厥陰亦有轉出少陽嘔而發熱者二經接壤故也又有轉出太陽表症者如下利後清便自調身疼痛此陰去陽復也夫所謂犯本者太陽經邪入膀胱〻本如煩渴引飲水

入即吐小便不利者風傷衛之犯本也如熱結膀胱其人如狂或下血者寒傷營之犯本也所以仲景以五苓承氣桃仁之分邪热入胃則当詳三陽明之源而以三承氣緩急分治蓋陽明居中爲物所歸無所復傳至此悉宜攻下但須俟結定則熱邪悉歸于胃然後下之若結未定而下早則乃結胸痞利之症以熱邪歸并中土未盡余機內入而爲変矣故傷寒有汗不厭早下不厭遲發表不閙不可攻裡之戒邪在少陽入犯胆府則胸滿驚煩小便不利一身盡重不可轉側或入血室則晝日

明了。夜則譫語。如見鬼狀皆宜按症求治。但此經之要。重在胃氣。所以小柴胡中必用人參。仲景云。胃和則愈。胃不和則煩而悸。乃一經之要旨也。

至傳三陰。太陰則腹滿時痛。少陰則腹痛自利。下重小便不利。甚則口燥心下痛。厥陰則寒熱交錯。寒多熱少則病進。熱多寒少則病退也。大抵少陰傳經熱邪。必送太陰而入厥陰。必送少陰而入。非若陰症。有一入太陽不作鬱熱。便入少陰之理。苟知傷寒傳經之症。皆是熱邪。一經中邪盛而溢入奇經。故受傳皆從陽維而傳布三陽。陰維而傳布三陰。与十二經藏府相貫之次第無預也。受邪必從太陽經始。以冬時寒水司令。故無先犯他經之理。但有他經本虛。或為合病。或為越經。或陷此經。不復他傳。非若感冒非時寒疫之三陽混雜也。大抵寒疫多發于春時。春則少陽司令。風木之邪。必先少陽而太陽陽明在外。病則三經俱受。是以治感冒之方。若參蘇、芎蘇、正氣、十神之類。皆三經雜用。試觀夏暑必傷心胞。秋燥必傷肺絡。總不離乎司運之主今耳無有誤治而成壞症者。未能悉舉。即如結胸痞滿。皆由誤下表邪內陷。故無脈必曰一部見浮。蓋寒傷營。營屬血而鞕痛者為結胸。風傷衛。衛屬氣而不痛者為痞滿。痞滿之基。多由痰濕內蘊。然若結胸之下早。而陽邪內陷也。此大小陷胸五種瀉心分司結胸痞滿之症也。至於懊憹之症無結可攻。無痞可散。惟梔子豉湯可以開發。蓋人內陷之表邪。一涌而迅掃。即勞復食復。但於方中加枳實一味即溫熱時行亦可取法乎此也。

至於陰症既無熱邪氣蒸發無傳經之理即是陰邪陰主靜決不能傳原是受病必先少陰或形寒飲冷傷脾則入太陰甚之至厥陰之症無不由少陰而病所以少陰溫經之藥峻用姜附四逆厥陰風木之藏內伏真火每是陰寒不過萸桂之屬若當歸四逆加萸換桂足矣不必姜附也然仲景厥陰例中雖無四逆等治當知厥陰之寒皆由少陰虛寒而來故以姜附合少陰而溫之所謂肝腎同治也即太陰未嘗不用四逆亦是命門火衰不能生土致病故必

兼温少陰所謂治病必求其本也

大治傷寒之法全在得其綱領邪在三陽則當辯其經府病入三陰則當分其傳中蓋經屬表宜從外解府屬裡必須攻下傳屬熱其有陽極似陰厥逆自利等症但審先前曾發熱頭痛至四五日或數日而見厥利者皆陽邪亢極厥深熱深之症急用清理其内誤与温法必死但清之有方須知陽極似陰之症其人根本必虚即与救熱存陰須防熱去寒起間有發汗太過而成亡陽之疾亦不可攻下

太過。而陰陽俱脱者。不妨稍用温補。然脱止陽回。即宜易轍。不可過用以耗其津液。况乎此症。与真陰受病者不相同。中而寒者乃陰極似陽發熱躁悶等症。但須審其初病之日不發熱無頭痛。便即嘔吐清水。蜷卧足冷。自利腹痛。脉来小弱。至四五日。或六七日之後。反見大熱躁亂。欲坐卧于泥水之中。渴欲飲水。而不能下喉。脈雖大不能鼓激者。此陰盛格陽之假熱。陽将脱亡之兆。峻用參附無疑。

有卒暴中寒。厥冷不省者。此真陽大虚。寒邪斬關直入之候。

加辰猪胆汁乾姜
黄芪白芍因寒
又收陰盛格陽
一脉

丹溪所謂一身受邪○難分經絡是也○此類進白通通脉不能挽回○

更足少陰中風○亦不發起○亦無自汗厥冷○嘔吐下利等症○

但覺胸中疼痛不安○不時心懸若飢○自言腹痛○他人按之不滿○手足自溫○六脉小弱而微浮○此為陰經陽邪○人罕能識○唯進黄芪建中稍加人参熱附溫散客邪○若扶飲○

食則氣口塞滯○亦足模糊不清○皆當與枳實理中湯○手足微冷○

加附子○若誤與發散○必死○破氣寬中亦死○消尅攻下亦死○

若峻用四逆。傷犯真陰。多見欬逆血溢之患。此症初時不以為意。委之庸師。百無一生也。

經義

黃帝曰。熱病。皆傷寒之類也。其死以六七日之間。其愈皆十日以上者。何也。冬寒之氣。感而即發。名曰傷寒。不即病者。寒毒藏于肌膚。至春日則變為溫病。至夏變為熱病。岐伯曰。巨陽者。諸陽之屬也。其脈連於風府。故為諸陽主氣也。人之傷於寒也。則為病熱。熱雖甚不死。寒邪束于肌表。玄府閉。陽不散。

越鬱而為熱寒散則熱退故不死
其兩感於寒而病者必不免於死
陰阳俱傷表裡同病如太阳与少陰病則頭痛与口乾煩滿阳
明与太陰病則身熱譫語与腹滿不欲食少阳与厥陰病則
耳聾与囊縮而厥三陰三陽皆病水漿不入昏不知人故曰死
傷寒一日巨陽受之故頭項痛腰脊強二日陽明受之陽明
主肉其脈挾鼻絡於目故身熱目疼鼻乾不得臥三日
少陽受之少阳主胆其脈循脇絡於耳故胸脇痛而耳
聾
邪傳少阳三陽已盡將入太陰故為半表半裡之經仲景曰
脈弦細頭痛發熱者屬少阳口苦咽乾脇下鞕滿乾嘔不能
食往來寒熱蓋邪在陰則寒在阳則熱在半表半裡則寒熱俱見也

三陽經絡皆受其病而未入於藏者可汗而已（三陽在表未府邪故可汗）
四日太陰受之太陰脈布胃中絡于嗌故腹滿而嗌乾（邪在三陽失于汗解則入三陰自太陰始也仲景曰脈浮而緩手足自溫繫在太陰腹滿而吐食不下自利益甚腹時痛也）
五日少陰受之少陰脈貫腎絡於肺繫舌本故口燥咽乾而渴（腎屬水而熱邪涸之故渴仲景曰少陰為病脈微細但欲寐也）六日厥陰受之厥陰脈循陰器絡于肝故煩滿而囊縮
至厥陰而六經傳徧熱邪甚于陰分故煩滿仲景曰厥陰為病氣上撞心心中痛飢不欲食食即吐蚘下之利不止

東垣曰太陽經病若渴者名曰傳本蓋太阳為三陽之表而脉連風府風府是脑后項上穴名故傷寒多從太阳始因太阳之脉送頭項下肩挟脊抵腰中故只宜項痛脊強若渴者自入于本也太陽傳阳明者名巡經傳太阳傳少陽者名越經傳太阳傳少陰者名表裡兼傳太阳傳太陰者名誤下傳太阳傳厥陰者名巡經得度傳有初入太阳不發熱便入少陰即為陰症亦是直中陰經者有兩經或三經齊病不傳者即為合病有一經先病未盡又過一經之

傳者卽爲逆病有太陽陽明合病有太陽少陽合病有少陽陽明合病有三陽合病若三陽三陰合病卽是兩感三陰三陽五藏六腑皆受病營衛不行五臟不通則死矣

傳經已遍邪宜漸解若經不解則傳入于府府不解則傳入于藏故五藏六府皆病邪甚于外則營弱不行氣竭于內則五藏不通所謂其死皆以六七日者如此

劉草窓曰傷寒傳足不傳手言謬甚夫人之氣血運行周身豈邪遇手經而自不入哉寒之傷人必先皮毛皮毛

者。肺之合。故外則寒慄鼻塞。內則喘嗽短氣。非傳肺乎。舌苔昏亂。非傳心包絡乎。洩瀉便閉。非傳大腸乎。癃閉非傳小腸乎。痞滿上下不通。非傳三焦乎。且本文云五藏六府皆病。豈手經不在內乎。然經言傳足不傳手經者。何也。足之六經。可表周身之脈絡。而手經已在中矣。後言之耳。

其不兩感於寒者。七日巨陽病衰。頭痛少愈。八日陽明病衰。身熱少愈。九日少陽病衰。耳聾微聞。十日太陰病衰腹減如故則思飲食十一日少陰病衰渴止不滿舌乾已而嚏○十二日厥陰病衰○囊縱○少腹微下○大氣皆去○病日已矣○所謂其食皆以十日以上者如此○巨陽為六經之長○統攝陽分○諸陽皆其屬○屬風府督脈穴○太陽之脈○會于巔背之表○故主諸陽之氣分○未至邪不自此而死者○帝曰○治之奈何○岐伯曰○治之各通其藏脈○病日衰已矣○未滿三日者可汗而已○其既出三日者○可泄而已○各通者○言各明經脈隨症施治如○正理論云○脈大浮數8在表可汗8脈實沉數8在裡可下8故日數多○多且表症者可汗8日數多○少且裡症者亦下8但當以表裡為辨○不可執也○

六法

陶節菴曰。治傷寒務得其要領。易於拾芥。脈症與理而已。脈症者。表裏陰陽虛實寒熱也。理者。知其常通其變也。予因約六法以盡之。曰汗吐下溫清補而已。

汗者。治在表也。汗法有三。一曰溫散。寒勝之時。陰勝於陽。陽氣不充。則表不解。須以大熱。必用辛溫。二曰涼解。大熱熾甚。表裏枯涸。陰氣不營。亦不能汗。宜用辛涼。三曰平解。病在陰陽之間。既不可溫。又不可涼。但以

平藥解表而已
吐者治其上也吐中有發散之意可去胸中之實經曰在
上者因而越之是也
下者攻其裡也而下法有三痞滿在氣燥實在血四症
具者攻之宜峻但見滿燥實者攻之稍緩但見痞實者
攻之更緩或行血蓄或逐水氣輕重緩急隨症靈通也
溫者溫其中也臟有寒邪不溫則死亥氣為陽氣虛
則寒故溫即補法又名救裡者以陽虛可危亟宜救

擾也
清者清其熱也已熱矣結本犯下症若不清之熱何由
散下後餘邪亦宜清也
補者救其虛也古人言之甚詳今人畏而不用使傷寒犯
虛者坐而待斃大可慨耳如虛散而汗不解陰氣不能
達也人知汗屬于陽升陽可以解表不知汗生于陰補
陰可以代汗又如內熱不解屬清而火不退陰不足也人
知寒可去熱不知壯水正以制火又如正虛邪熾久而不

痊○補正則邪自除。溫中則寒自散。此必見衰微之陰脉者也。傷寒論曰○陰症見陽脉者生○陽病見陰脉者死○人知奉其言○而不知緣者蓋○夫正氣實者○多見陽脉○正氣虛○者多見陰脉○症之陽者假實也。脉之陰者真虛也。陳氏曰○凡察陰陽○不論熱與不熱○惟憑脉用葯。至為穩當。不論浮沉大小。但指下無力。及重按全無。便是伏陰。甚則人知沉小為陰脉。不知浮大亦是陰脉也。所以傷寒多有差○虛實二字可以提綱。正勝則生。邪勝則死。正虛者多輕六重。正實者即重六輕。故最可寬。其惟扶虛之證。奈何庸俗家。動曰傷寒無補法。殊不觀仲景立三百九十七法。而治虛寒者。一百又奇。垂一百十三方。而用人參桂附者。八十又奇。惟臨證惺戚見理不爽者。不足與語此道耳。

傷寒十六證。傷寒者。寒傷營血也◎脉浮緊。頭痛發熱。無汗而惡寒也。傷風者。風傷衛氣◎脉浮緩。頭痛發熱。有汗而惡風。傷寒見風者◎既傷于寒◎又冒風邪◎惡寒不躁。脉浮緩。其傷風見寒者。既傷于風◎又感寒邪。惡風煩燥其脉浮緊。以上四症皆冬月而病者。溫病者冬受寒邪來春乃發。發熱頭疼不惡寒而渴甚脉浮數。溫瘧者冬受寒邪。復感春寒。熱多寒少。風溫者冬受寒邪。又冒春風。頭痛身熱自汗身重默默欲眠語言難出四肢不收尺寸俱浮。溫疫者冬受寒邪。復感春溫時行疫氣。是又一門。又有溫毒者冬受寒邪。春令早熱。復感其邪。仲景名陽毒陰毒。發斑爛。以上五症皆冬傷于寒而病發于春故皆名溫之名。熱病者冬傷于寒。至夏乃發。頭疼身熱惡寒。其脉洪盛。傷暑者暑熱為邪。自汗煩渴身熱而脉虛。傷濕者感受濕邪。身重而痛。自汗不甚熱。兩脛逆冷。四支沉重胸腹滿悶。風濕者既受濕氣。復感風邪。肢体重痛額汗脉浮。痓者。身熱足寒。頭項強急。面目俱赤口噤搖頭角弓反張。若先受風邪。復感于寒。無汗惡寒為剛痓。若先受風邪。復感於濕。惡風有汗為柔痓。

類傷寒五症。一曰痰積。中脘停痰。憎寒發熱。自汗胸滿。但頭不痛。項不強。与傷寒異耳。一曰食積。胃中停食。發熱頭痛。但身不痛。氣口緊盛。与傷寒異耳。一曰虛煩。氣血俱虛。煩躁發熱。但身不痛。頭不疼。不惡寒。不浮緊。与傷寒異耳。一曰腳氣。足受寒濕。頭痛身熱肢節痛。便閉嘔逆。但腳痛。或腫滿。或枯細。与傷寒異耳。一曰內傷。脉浮數。發熱惡寒。又痛[illegible]飲食如常。胸中痛而欬。咽乾不渴。濁唾腥臭。畜積有膿。肺癰也。小便重按之痛。便數如淋。汗出惡寒。肌膚甲錯。腹皮腫急。脉滑而數。腸癰也。胃脘痛手不可近。胃脉細。人迎盛者。胃脘癰也。如以人迎盛而誤認傷寒。禁其飲食。必死。

臨症切脉

一曰表症○發熱惡寒惡風頭痛脉浮而大自汗後而無力者為表虛無汗而脉有力為表實 二裡症○不惡寒腹鞭痛譫語舌乾脉沉微而自利者裡虛也脉沉實而便閉者裏實也 三陰症○身靜氣短目閉不欲見人鼻冷唇白指甲青紫面色青里喜向壁卧二便不禁水漿不入按之無大熱者 四陰毒○腎本虛寒○或傷冷物寒○邪或汗吐下後變成陰毒○腹中絞痛身痛如被杖四肢逆冷虛汗不止鄭聲嘔逆六脉沉微或尺衰寸盛 五日可治○六七日不可治○五陰症似陽○煩躁面赤咽痛身熱反欲得衣手足冷指甲黑大便洩小便清脉沉而脉浮微 此陰盛於內○真陽失守也○六陽症○身動氣高而喘目睛了了面赤唇紅口乾舌躁譫語欲飲凉水身輕如常小便赤指甲紅脉洪大者 七陽毒○熱邪深重失

汗失下。或悞服熱藥。熱毒散漫。舌卷焦黑，鼻中煙煤，咽喉痛苦，身面錦斑，狂言直走，踰垣上屋，登高而呼，棄衣而走，或昏譫咬牙見鬼，吐膿，脈洪大滑促。五日可治。六七日不可治。八陽症似陰。手足冷，大便閉，小便赤，煩悶昏迷不眠，口渴，身寒卻不欲衣，指甲紅而溫，脈沉滑者為陽厥；指甲青而冷，脈沉弱者為陰厥。此陽極於內，真陰失守也。

六經症治

足太陽膀胱經。從頭項貫腰脊。主表。故寒必先犯其經。風與寒常相因。寒則傷營。故脈浮緊而無汗者，用麻黃湯。開發腠理以散寒。得汗而愈。風則傷衛。故者脈浮緩而有汗。

黃湯 桂枝 杏仁

枝湯 芍藥 生姜 大棗 桂麻各半

（大青龍湯　麻黄　杏仁　炙甘　生姜　大棗）

用桂枝湯充塞腠理以散風止汗而愈若風寒兼受營衛俱傷者用大青龍湯此三湯冬月天寒腠密非辛溫不能發散故宜用也至春溫夏熱之症則用羌活冲和湯辛凉以解之傳至陽明則有在經在府之分（脉浮洪目痛鼻乾微惡寒身熱）病在經也（脉沉數譫語便閉手揚足擲發斑發黃狂乱惡熱）病在府也以葛根湯升麻湯隨症治之傳至少陽（則脇痛口苦寒熱而嘔）為半表半裡之經表症多者小柴胡湯裡症急者大柴胡湯過此不已則傳陽明之府表症悉罷名曰入裡（脉沉實痞滿燥實四症皆具）三焦俱傷者宜大承氣湯若但見痞燥實邪

（府者聚也蓋邪熱与糟粕蘊而為實也實則潮熱譫語手心濈濈汗出者此燥屎所為也）

在中焦者。宜調胃承氣不用枳朴。恐傷上焦之氣也。若但見痞實邪在上焦者。宜小承氣湯不用芒硝。恐傷下焦之血也。腹小急大便黑小便不利如狂蓄血症也。宜桃仁承氣湯傳至三陰。四肢厥冷腹痛吐瀉口吐冷涎畏寒慄慄面如刀割引衣踡臥脈見遲軟急宜溫之。輕者理中湯重者四逆湯或起病時。不發熱便見寒者名曰直中陰經。亦以理中四逆二方主之。以上各經治法。但當以脈症為據。不可以日數為拘也。

可汗不可汗

表症悉具。脈浮數或浮緊者可汗。汗後仍不解。脈浮者可再汗之。並

無表病○脉沉而微弱或尺脉遲咽中閉塞 動氣亡血淋厥而虚者 不可汗○汗家不可重汗○太

陽與少陽逆病○頭項強痛或眩冒 心下痞 者○不可汗○脉弦微頭痛 而逆者 屬少

陽○陽不可汗○

可吐不可吐

病在膈上者8可吐○汗下後○虚煩 懊憹 者○可吐○脉虚厥逆膈上 寒乾嘔者 宜温之○

不可吐○

可下不可下

汗後不解○邪傳胃府○脉實○腹痛○譫語○有燥糞○拒按○ 手足腋下汗出者○ 可下○結胸○

脉不浮者可下。下後臍腹硬痛者。可再下。少陰病。心下痛而口乾者可下。太陽熱結膀胱。小腹急結其人如狂畜血也。可下。陽明病。大便黑有瘀血或無汗發黃者可下。表邪未解。陽氣已微。脉弱或浮大腹脹按之而減咽中閉塞諸動氣諸虛小便清白者。不可下。陽明病。面赤。心下多鞭滿。不可下。

用火法

以火燒地。布桃葉。設席。或柏葉亦可。置病人於席上。即汗出。或以醋炒麩。附熱熨胸背。即汗。或艾灸。若陽症似陰者忌之。

羌活沖和湯即九味
羌防蒼芎芷
艸辛黃芩當歸
以當歸易生地
宗條六書

用水法

傷寒思飲水為欲愈。若不與則不愈。若恣飲則水停。宜以新汲水少與之。待再思再與。

熱甚者。以青布浸新汲水中。置病人胸前。熱則易之。

若表未解。及陰症似陽者忌之。

見症立方

發熱在表者。羌活沖和湯　在裡者。輕則大柴胡　重則承氣湯　半表半裡者。小柴胡湯

三陰發熱。腹痛肢冷脈沉下利者四逆湯　潮熱屬陽明。大便難者承氣湯　表未解者。

小柴胡湯煩而渴者○竹葉石膏湯心煩不眠者○酸棗仁湯煩悶者○梔子豉湯熱者○

白虎湯寒者○附子湯

惡寒在陽者發熱○羌活沖和湯在陰者無熱○理中湯嘔而心下痞者○五苓散汗後惡寒虛也○芍藥附子甘草湯背惡寒表未解也○葛根湯

背惡寒而潮熱○柴胡桂枝湯少陰病○口中和背惡寒○附子湯

惡風太陽無汗而喘○麻黃湯有汗○桂枝湯汗多亡陽惡風者○桂支附子湯

自汗惡風寒者○桂支湯惡寒表虛者○小建中湯加芪渴而小便難者○五苓散

汗多亡陽者○桂支附子湯外用白朮藁本川芎白芷各分牡蠣方為細末紗袋周身撲之盜汗在半表半

裡。胆有熱也。小柴胡湯 頭汗者。熱不得越。陽氣上騰。作詀語。承氣湯 水結胸。心下滿者。小半夏茯苓湯 頭汗齊頸而还。欲發黃。茵陳五苓散 手足汗。大便燥。詀語。大承氣 手足汗。小便不利。水穀不分。寒不能食。理中湯 頭汗。小便難者死。

頭痛太陰少陰。有身熱而無頭痛。厥陰有頭痛而無身熱。若身熱又頭痛。屬陽經也。在表者。羌活冲和湯 無汗惡寒而熱。麻黃湯 痛甚而衄。葛根葱白湯 川芎石膏湯 少陽。小柴胡湯 寒熱。寸脉大疾厥也。瓜蒂散 厥陰。嘔而吐沫。吳茱萸湯 脉微遲。在厥陰者。小建中湯

陽明不大便○調胃承氣湯

身痛太陽脉浮○麻黄湯有汗而熱○桂支湯陽明脉浮○葛根湯汗後

脈沉遲○血虚也○黄芪建中湯陰毒嘔逆○甘艸四逆湯發黄有濕○茵陈五苓

散熱結瘀血○抵当湯汗多亡陽○筋肉失養惕惕瞤動○肢冷者○真武湯

輕者苓桂术甘湯○汗吐下後見此者○先用防風白术牡蠣湯次用小建中湯

胸脇滿在表者○葛根湯喘者○麻杏石膏湯脇下鞭痞○冲和去棗加牡蠣湯

少陽舌上白胎者○小柴胡湯汗下之而煩熱○梔子豉湯少陽陽

明合病下利身熱○大柴胡湯

結胸病在於陽而反下之。熱入裡作結胸 脈浮者先宜解表。小柴胡湯 按之痛。小結胸也。小陷胸湯 不按亦痛。大結胸也。大陷胸湯 懊憹煩燥。実熱也。三黄瀉心湯 血結胸。抵当湯 水結胸。小半夏茯苓湯 用陷胸等薬不效者。枳実理中丸 煩乱欲死。宜水漬法。用凝雪湯煮布搭胸中以熱除為度而止

痞 滿而不痛。病發于陰而反下之因作痞 輕者。枳桔湯 脈濡。半夏瀉心湯 手足温。按之濡。関上浮者。黄連瀉心湯 乾嘔有水氣。生姜瀉心湯 下利腹鳴。甘草瀉心湯 胃寒欬逆。理中湯 関脉沉緊。大柴胡湯

大腹痛。六七日不大便。承氣湯 腹滿時痛。桂支芍薬湯 汗後脹滿。厚朴

半夏甘草人參湯

腹滿漉漉有声水与氣也。〔半夏茯苓湯加桂枝〕腹滿吐食。〔枳實理中丸〕

少腹痛〔臍下滿也。胸腹滿為邪氣，少腹滿為有物〕蓄血重者。〔桃仁承氣湯〕輕者。〔犀角地黃湯〕

少腹滿小便利者，則為蓄血症，桃仁承氣湯。小便不利者，乃溺滿之症，宜五苓散。若陰寒症小腹滿痛者，茱萸四逆湯溫之。

小腹滿手足厥冷〔真武湯〕冷結者〔灸關元穴〕

腹痛 陽邪痛者其痛不常，陰寒痛者痛無休歇，按而痛甚者為實，按而痛減者為虛也。右關脈實〔承氣湯〕因於下早。〔小建中湯〕陽脈濇，陰脈弦，泄利。〔小建中湯或桂枝芍藥湯〕少陰厥逆，泄而利。〔四逆加五味〕

甘姜湯

厥陰痛。〔當歸四逆湯〕

咽痛 少陰症也，通用〔甘桔湯〕少陰汗多亡陽。〔猪膚湯〕陽毒口瘡赤

呃逆神效單方
正梁上燕子窩内
殼研細末
陈酒冲服立止

8

燗○升麻六物湯窨浸黃連汁○非時暴寒○附於少陰之經○脈弱下利○用半夏桂甘湯次用四逆湯

脇痛○往來寒熱○小柴胡加茯苓湯○有水者○仿十棗湯法

呃逆○脈微細○胃寒也○橘皮半夏乾姜生姜湯丁香柿蒂湯○脈洪大○心火上奔○肺不主納○甘草瀉心湯○失下○大便寔者○小承氣湯○服藥不效○用鼻法○硫黃乳香等分為末酒調鼻之

嘔吐噦○嘔者声物俱出吐者無声出物噦者有声無物○太陽〻明合病○葛根加半夏湯○少陽○小柴胡湯○渴者○猪苓湯五苓散○水停心下○赤茯苓湯○餘熱在胃○竹叶加姜汁湯

太陽少陽合病○而利○黃芩半夏生姜湯○寒厥不渴○姜附湯

心下急微煩○大柴胡湯 胸中有熱○胃中有邪○陰陽不交○黃連湯 黃連加半夏生姜湯 三陽發熱而吐○俱小柴胡湯 煩渴欲飲水入即吐○五苓散 虛熱氣熱○竹叶石羔湯 寒多而吐○理中湯 汗下後胃虛○干姜黃連黃芩人參湯 少陰吐○真武去附子加生姜 心下有水氣乾嘔自利○小青龍湯 自汗頭痛○乾嘔○桂支湯 裏寒外熱○脈微欲絕○乾嘔○通脈四逆湯 吐逆○二便閉○厥逆無脈○大承氣湯

欬嗽 有声無痰曰欬有痰有声曰嗽 ○發熱在太陽有水氣○小青龍湯 少陽寒熱咳嗽泄利○小柴胡參棗去加五味干姜湯 少陰真武湯○少陰腹痛四肢沉重○有水氣○真武加五味細辛干姜湯

小青龍方中隨表實寒熱加減惟細辛干乾姜五味三藥不去讀金匱自知

喘太陽及与陽明合病○无汗胸滿○麻黃湯 邪氣壅盛○麻黃杏子石羔湯

太陽誤下○脉促而利○葛根黃連黃芩湯 太陽汗後水停○小青龙去麻黃加杏仁茯苓 太陽下之喘○桂支加朴杏仁 水停心下腎氣乘心而喘○五苓散 陰喘脉伏○理中湯或四逆湯 喘而腹滿○大柴胡湯

煩躁 太陽中風○脉浮緊○大青龙湯 煩躁消渴○辰砂五苓散 下利咳嘔○猪苓湯 咽痛○猪膚湯 自汗○芍藥甘草湯 少陰不卧○黃連鷄子湯 吐利厥冷○吴茱萸湯 汗下後○晝煩夜靜○無熱○干姜附子甘草湯 陰躁欲坐井中○姜附湯

懊憹 懊者煩惱憹者鬱悶比之煩燥則尤甚也 汗吐下虛煩不眠○梔子豉湯 陽明有

煩躁○承氣湯 短氣○陷胸湯 無汗○小便不利○發黃○茵陳湯 陽明有

脉浮○胸滿而喘○汗出惡熱○梔子豉湯

戰慄 戰者身動慄者鼓頷邪欲解也 慄而不戰○陰盛陽虛也○姜附四逆湯

悸 心中築築然動怔忡不安 脉結代者○炙甘卅湯 三四日心煩者○小建中湯 汗多喜

摟○桂支甘草湯 少陰厥逆○四逆散加桂 有水者○茯苓甘卅湯 少陽發汗譫語○

心煩喜嘔○小柴胡湯 心神不寧○怔忡不卧○安神丸

渴 或因熱傷津液或因汗下過多 少太陽脉弦○小柴胡加花粉 厥陰氣上冲心○茯苓术卅桂四物

太陽脉浮○桂支湯 少陰下利○不得眠○猪苓湯汗多不可用 汗後脉大○表裡

仍熱○白虎加人参湯 虛煩而热○竹叶石羔湯 發黃小便闭○茵陳五苓散 少陰自利○下焦寒○心煩○但欲寐○甘草干姜及理中湯 陽明脉長而寔○承氣湯 脉沉滑○煩躁○陷胸湯

口燥咽乾○引飲曰渴不引飲曰乾燥 少陽邪在中焦○脉弦○小柴胡湯 無大热○脉浮緊微數○白虎加人参湯 少陰二三日○口燥咽乾○急下之○大承氣湯

漱水不欲嚥○此症系陽明热在经不在府也 陽明身熱○脉微○必發衄○犀角地黃湯茅花湯 外症無寒热○必發狂○此畜血也○桃仁承氣

發狂 热毒在胃逆于心神志不定而狂少卧不飢妄言笑登高而呼棄衣而走踰垣上屋 六七日○未得汗○

脉洪數大热○面赤目脹○葶藶苦酒湯陽毒○斑㾊譫語○升麻湯火劫○汗多亡陽○金匱风引湯三陽热極○脉大而渴○黄連解毒湯甚者承氣湯汗吐下後患者人参白虎湯加辰砂血上逆則喜忘○血下畜○則如狂○犀角地黄湯甚方仿抵当湯法陽明脉弦長而狂○調胃承氣陽勝陰絶○面赤咽痛○脉洪或滑促○宜酸苦以收坤陽

譫語 胃热乘心实則譫語甚則鄭声譫語者数々更端声高脉実只将一句一語鄭重諄復言之鄭声々低脉微也

大便秘小便赤身热煩渴而妄語者乃裡实之譫語如小便如常大便洞泄或表除或反热而妄語者乃陰盛隔陽之譫語也

婦人熱入○血室○小柴胡湯三陽合病○腹満身重面垢遺尿○脉多寔滑不可下○白虎湯胃実下利○有燥屎者○小承氣或調胃承氣小腹満○手不可近為瘀血○宜下之○

鄭声脉微自利厥逆○白通湯 氣虚自言脉細弱者○理中湯。已汗

身和○話語○柴胡桂支湯

自利太陽〻明合病○葛根湯嘔者加半夏 太陽少陽合病○黄芩湯 少陰渴者○白完

湯 下血○柏皮湯 協熱下利○臍下熱○白頭翁湯 温毒下膿血○桃仁湯 下後脉數○

不解○協熱便血○犀角地黄湯 利不渴○係太陰○理中湯 自利清穀○脉微○白通及四

逆湯 腹寒痛○手足冷○理中及呉茱 裡寒下脱○桃花及赤石脂禹餘粮湯

鬱冒 鬱結而氣不舒昏冒而神不清 太陽誤下汗○表裡俱虚○理中湯 熱而不得卧○

有燥屎○調胃承氣湯

瘈瘲 熱極生風〻主動瘈則筋急而縮瘲則筋緩而伸或縮或伸動而不定 汗出失覆○手足搐搦○牛蒡根

脉浮數○有風熱○防風通聖散 血不養筋○大秦艽湯 瘛音制手縱

動氣 藏氣不調肌膚間築〻跳動隨藏所主而見於臍之左右上下若當臍動者中州脾土現症爲尤險 四旁有動氣○

保命の氣湯主之○

痙 太陽中風重感寒濕而致也又發濕家汗則痙新産血虛汗出傷風亦成痙若先受風後感寒無汗惡寒爲剛痙先受風後傷濕惡風有汗爲柔痙仰面開目爲陽合面閉目爲陰煩渴爲陽口中和爲陰脉浮緊數爲陽沉細濇爲陰其症頭熱足寒面赤口噤背反張也○通用小續命湯剛痙去附子柔痙去麻黃

陰痓○厥逆汗多○桂心白朮散 閉目○附子防風 口噤○咬牙胸滿○大承氣 風盛血燥○防風當歸

手足厥逆四肢逆冷也○脉沉細蜷卧引衣自覆四逆湯脉不至○用通脉脉遲弱○用理中厥而有熱○用黄芪人参建中渴者○用白虎悸者○茯苓甘草脉沉滑○手揚足擲伏熱也○用承氣

頭眩上虛則眩表中陽虛目眩○葛根湯口苦咽乾○用小柴胡陽明能食而咳○茯苓白朮甘草干姜太陽汗不止眩冒身瞤動振振欲僻地者○真武湯

衂血太陽病衂血者為欲解○犀角地黄脉浮大熱下利乾嘔○黄芩白芍○煩欲飲水○竹叶石羔少陰但厥無汗強發之必衂名下厥上竭○难治○当以四逆黑錫丹及汗後衂不止○新汲水浸艸帋數層貼頂項脊

吐血｜當汗不汗○熱毒深入○故吐血○有瘀者○用桃仁承氣 服溫藥後

吐血○犀角地黃成柏皮 紫黑成塊○脉遲細○不渴○小便清者○理中加丹皮

蓄血｜太陽不解○熱結膀胱○發狂○血自下○桂支湯 熱在下焦○少

腹急滿○小便利○如狂者○桃仁承氣湯

下血｜○太陽熱結膀胱者○桂支湯 少陰血自下○桃仁花湯 腹滿身熱○

下膿血○黃連阿膠湯及地榆散

小便不利｜○太陽汗後○脉浮熱而渴者○五苓散 身黃○胸微滿○茵陳湯

濕熱○大便泄者○紫苓湯 風濕自汗○身重○甘草附子湯 鬱熱不通○

用田螺朴硝寸香研如泥貼臍上
欝寒不通○炒塩熨臍下
小便自利○太陽病○飲水多○心下悸○桂支茯苓甘草 二便倶利○脉沈
遅○の逆湯 身黄○小腹満○熱畜血如狂○仿抵当法
小便数○頻来而短也 太陽自汗○四肢拘急○心煩○微悪寒○甘草干姜湯白
芍甘艸湯 汗吐後○譫語○調胃承気湯
發黄 太陽中湿○身熱而痛○面目黄○連苕赤小豆湯 瘀血在裡○麻黄連翹
赤小豆湯 往来寒熱○小柴胡加梔子 小便不利○似瘧○不欲飲○茵陳五苓散 傷冷
脉虚○陰黄○理中加茵陳湯 陰湿変黄○茵陳茯苓 茵陳の逆

發斑○起甚傷血裡實表虛發為班也或陽症誤溫失汗失下或下早起邪入胃或下遲起留胃中皆發斑見紫黑者十死一生不治陽毒結起舌卷焦黑○鼻煤狂叫○面赤錦紋○陽毒升麻湯 赤斑咽痛○元參升麻湯 表症多○防風通聖散去硝黃 以上皆消散○斑出咽痛○豬膽雞子湯兼紫雪用 斑赤○大青四物湯 溫毒○黑膏化毒丹 溫毒便實腹滿煩渴○承氣湯 通用升麻湯犀角地黃湯黃連四物湯 汗下虛極斑發○白虎加參朮○以上解毒○

狐惑 失汗所致食少胃空虫嚙五藏故唇口生瘡虫食其藏則上唇生瘡為惑虫食其肛則下唇生瘡為狐其症齒燥音啞惡食

面目乍赤乍白乍黑四肢沉重喜眠者是其徵也脫散納穀道中　清熱○黃連犀角湯　聲啞○梔仁湯　殺虫○雄黃

多眠　尺寸沉細○但欲寐○少陰症也○四逆湯　陽脉浮滑○陰脉濡弱○多汗○身熱○喘息○風溫也○萎蕤湯

不得眠不得安卧也○吐下後○酸棗仁湯　懊憹○梔子豉湯　大熱錯語而嘔○黃連解毒湯

少陰心煩○黃連鷄子湯　下後渴○猪苓湯　汗下後脉沉者○干姜附子湯　脉浮○小便不利○五苓散

短氣呼吸短促不能接續似喘而不搖肩似呻吟而無痛　汗出不徹○葛根湯加人參　腹滿短

氣○為表虛○汗出○小水不利○惡風○為風濕相持 甘草附子湯 水停心下○ 五苓散 太陽下之早心下硬○ 陷胸湯

百合病○之後失調或攻下脈浮○似寒○無寒○似熱○不熱○欲食不食○欲臥不臥○欲行不行○嘿嘿不知○所苦如見鬼狀○小便赤○為百合病○通用 小柴胡加百合知母粳米生姜 血熱○ 百合地黃湯 一月不解而渴○ 百合一斤水二十碗漬一夜煮熱浴身

蚘厥 藏寒故食即吐蚘也 胃中虛冷○ 理中丸四逆湯仲景 用烏梅丸 蚘吐而渴○ 理中加大黃入蜜利之

陰陽易男病新瘥○女与之交曰陽易○女病新瘥○男与之交曰
陰易○細考之○即女勞復也○喻嘉言曰○熱毒藏于氣血中○
可表裏解○藏于精髓中○無由發泄○故瘥後交接男女相
傳○理ゝゝ之○其症作○重少氣○少腹裡急○或因陰中拘攣○
熱上冲胸○頭重不能舉○眼花膝拘急○通用燒裩散○新瘥後因
交復作垂死者○獨參湯調燒裩散　古用猳鼠糞湯
勞復脉虚者○補中益氣及麦門冬湯　挾外症者謂之復○非勞也○小柴胡湯
食復輕者○二陳湯加菔曲查仁　消導不退○補中益氣　脉実便閉○腹滿煩熱○大柴胡

過經不解十二日後也○潮熱者實也○小柴胡加芒硝嘔煩○大柴胡譫語脉實○調胃承氣

汗後不解或表邪未尽或邪傳裡或邪氣乘虛內客渴而煩○脉大○人參白虎湯表未盡○麻黃湯

邪傳○調胃承氣脹滿○朴姜人參湯汗後臍下悸○欲作奔豚○桂支甘草大棗湯

下後不解○心中結痛○熱不去○梔子豉湯腹滿○梔子厚朴大陽誤下○

利而喘○葛根黃連黃芩湯脉促胸滿○桂〻去白芍大下後脉沉遲厥

逆○下利○吐膿血○難治○麻黃升麻湯

合病三陽合病○腹滿身重○口中不和○譫語○遺尿○不可汗

下○用白虎太陽〻明合病○脉浮長○大便鞕○小便利○脾約丸惡寒

者○（升麻葛根）不惡寒○反惡熱者○（用白虎）大便閉○譫語者○（調胃承氣）喘滿不可下○（麻黃湯）嘔者○（葛根加半夏）太陽少陽合病○脉浮弦脇下鞕○往来寒熱○（小柴胡）自下利者○黄芩湯嘔者○（黄芩加半夏生姜湯主之）○少陽之明合病○脉弦長胃中燥实○（調胃承氣湯）脉長自利者○為順滑而数者為負○有宿食也○（大承氣湯負者尅賊也）

逆病太陽少陽明逆病○太陽症未罷者○（桂支麻黄各半）太陽已罷○但見阳明症○下之○（承氣湯）太阳少阳逆病○頭痛○眩冒○心下痞○（当刺肺俞肺俞大椎也）勿下○太陽不勝○陽明不負○不相尅為順○少陽脉勝○

陽明脉負○兇賊相尅为逆○兩感日傳二經○陰陽俱病○表裡不能並攻○陰陽難同一法○故曰必死○東垣以氣实而感之淺者○猶或可治○用大羌活

瘥後昏沉○蒸汗不遠○伏毒在心胞絡也○黄汗時覆盖不周○汗出不均○胷背手足搐搦○或冷或熱者○牛蒡根湯腰以下有水氣者○牡蠣澤瀉散

見症立方補遺

頭重（濁陰寒濕之邪上干清陽之位故病頭重）屬太陽者汗之。陰陽易頭重眼花者。（逍遥散 燒裩散）下兼眩暈者為氣虛夾痰。（導痰 六君 二方選用）頭脹

頭脹（氣虛火炎也温熱時行多有此症皆是濕熱大氣內燔）不可用發散藥。冬温。（陽旦湯）風温。（葳蕤湯）温病。（黄芩湯）中暍。（白虎湯）中暑。（清暑益氣湯）其他濕熱。痰飲食積症夏等。不在此例。

頂強（太陽之脉從頭下項連風府故項強為太陽表症當隨其兼症而治之）方不贅

背惡寒（背為陽背惡寒者陽虛之驗也然陽氣內陷者亦有此症）少陰病。口中和者。（附子湯）熱

病口燥者○又為陽消津液○宜白虎加人參以口中爲和與渴辨之8勞役陽虛内起者8亦寒一陣止一陣8東垣升陽散火湯

寒熱 傷寒之熱往來於表邪將入而正氣拒格陰阳相勝邪正分爭也 雖屬少陽○亦兼太陽之明○邪居表多則寒多8邪居裡多則熱多8作止無時○日二三發○以小柴胡隨症加減寒多加桂枝熱多加黃芩或云加白芍寒多而脉虛去芩加附子熱多而脉實去參加大黃 若作止有時者○則為如瘧○治法總不外小柴胡加減

潮熱 一日一發如潮信然阳明旺于未申故日晡潮熱者屬阳明 發于寅卯者屬少阳 發于巳午者屬太阳 當隨症施治也 脉實○臍下鞕滿結痛○是熱邪内結胃府○下之而安○否則仍宜和解○

胡 半夏 八分
草 黃芩六
參

無汗 風暑溼三氣于人皆由氣受病惟寒則營血受傷腠理緻密津液內滲陽邪有餘故身熱無汗而喘也此為邪不外蒸

傷寒○ 麻黃桂支葛根三方選用 溼熱病○ 黃芩白虎三黃石羔三方選用 又熱病發狂有汗者生○無汗者死○惟三陰症不宜汗出○故無汗不忌○

盜汗 睡則濈濈汗出覺則止由邪居于半而欲入睡則衛氣行于裡乘表中陽氣不密津液得泄覺則氣散于表而汗止 故雜病○責在陰虛血熱○傷寒則為半表半裡○膽有熱也○宜小柴胡湯 溼熱病○汗下後○熱已除者○小柴胡去參半加橘皮

頭汗 三陰之經但至頸胸依三陽經上循于頭故身無汗而頭汗出齊頸而還者邪居表裡之間陰陽不和所致 當以小柴胡湯 若額上汗出○臍後無汗者○又為陽明溼熱○不得上越○脇下滿大

便堅詀語者○大柴胡及調胃承氣　虚煩懊憹者○梔子豉湯　小便利○大便黑○瘀血也

小便不利○發熱而渴○也　發黄胸滿咳嗽○水氣也　微惡寒○手足冷○脈

沉○往來寒熱○半表半裏也　下血詀語○熱入血室也小柴胡去參加丹歸桃仁　凡頭汗出8不

得小便者不治8

拘急四肢為諸陽之本8寒邪客于經絡之中8故拘急不和8

屈申不便8乃津血内竭8不能榮養筋脈者乃陽氣内衰8不能

行于四末者8發熱頭痛○骨節疼者○表症也　不熱而蜷臥不伸者○

陰症也　汗下後○筋惕肉瞤者○氣血虚弱也

心下滿（謂正當心下鞕滿，邪在氣分，將入裡也）以手按之○散而濡者○虛氣也 按之○汩汩有声而軟者○停飲也 按之○鞕痛者○宿食也 按之痛○而其人善忘者○畜血也 若因下早○表邪入裡而滿○則為痞矣○

藏結（狀如結胸，飲食如故，時時下利，寸脈浮，關上小細沉緊，而無陽症，不往來寒熱，其人反靜，舌白苔滑者，名藏結）仲景以舌白胎者○為難治○又謂不可攻○後云○此名藏結死○因其素有痞積○又加邪結○新舊兩邪○相搏不解○故為死候○至俞嘉言則治以黃連湯○張璐云○則治以連理湯 痛因脇下者○（用附子瀉心湯）痛引陰筋者○（用四逆湯加吳茱萸肉桂）存參○

痞結與結胸，皆下後邪氣乘虛所致。熱多與陽相結為結胸，寒多與陰相結為痞結，故所現脈症皆為陰象。舌上苔滑，則上焦亦寒，全無陽氣，故曰難治。

腹滿 凡人胃氣調和○則營氣從中焦上蒸于肺○若脾氣不運○則營氣不能上蒸○或從指大而滯于左脇○或脇痰濕而凝于右脇○或隨糟粕而滯于小腹○故脾氣衰敗之人○陽邪傳入○腹脇常鞭滿也○凡腹脹滿○而漫腫甚大者○也 氣滯 腫鞭光亮者○也 水結 少腹濡腫而痛○有青紫筋絆于腹皮者○也 瘀積 按之痛者○也 寔 不痛者○也 虛 自言腹滿○他人按之不滿者○ 陰症也 理中○逆大建中

承氣 大柴胡 梔子厚朴 附子粳米 厚朴七物 厚朴姜半夕卅蔘湯 選用

不大便 或因陽明內寔8或因蔟汗利水8津液耗損8傷胃乾燥不通8大凡小便清者○ 邪熱不在裡也 小便黃赤○熱而有汗者○ 熱蒸陽明 也 脈浮多汗○小水利○大便難者○ 津液內虧也 宜蜜煎導ゝ 陽結○ 大柴胡湯 下麻仁丸

陰結○四逆加姜汁白密下金液丹　婦人血凪男子脱血○錯語閉目者○内有燥熱也生地黃二連湯加荊芥脈寔積加酒大黃　病後津枯○氣逆攻痛○人參當归枳壳廣皮湯加白蜜姜汁温服若血虚夜熱者更二地二冬以滋化源　脈虚濇喘急○為真陰内竭　舌黑唇焦○齒根灰腐○為燥屎上衝○皆死○

下利有内虚協熱而泄亦有壊症　大陽未解○而下之○遂協熱而利○心下痞者○桂支人參湯　脈促者○葛根黃連黃芩湯　煩渴○臍下熱○下重○及誤用熱藥○協熱利者○白頭翁湯　脈大腸鳴者○虚也當归四逆　脈微無力畏寒○厥逆○嘔吐泄利○經陰症例治　温熱毒邪内盛○利不止者○黃連解毒湯狂躁三黃

石羔湯

凡下利○脉紧為未解○脉大為逆○脉弱為自愈○多發熱不死○傷寒厥而利者○不能食○反驟欲食者○乃胃氣竭絕而求助于食也○名曰除中○脉不出者死○下利厥逆無脉○通脉四逆主之服之而脉不出○手足不温及脉暴出而膝者○皆死○下利日數十行○脉反實者○亦死○

便膿血○便血○有陰陽冷熱之分○若便膿血○則皆濕熱也○大抵陽症内熱○則下鮮血○陰症内寒○則下衃血○若紫黑成塊○或如豬肝○及下血水多者○皆不治○陽症脉數○為實熱可用苦寒藥

少陰八九日。熱在膀胱。一身盡熱者。冬月用当归四逆湯，餘則用黄芩湯加赤芍当归
脉数飲水者。白頭翁湯。臍下熱而痛，合芍藥甘艸湯 少陰溫起。煩渴不得卧。黄連阿膠湯
少陰傳經壞症。四五日腹痛。小便不利。下膿血不止。桃仁湯 陰症
下血瘀。臉蔑呃者。附子理中加丁香柿蒂，然多不救 凡下膿血脈宜虚小。若紧
直如按弓弦。弦細如循刀刄者。皆不治。
小便難 多通而淋瀝赤澁，乃陰虚陽凑，膀胱受熱也 凡小便澁数。用清利膀胱法不應
者。当理肺氣。滋其化源。蓋肺氣窒塞。則小便不行。肺中虚
熱。則小便难。肺氣虚清。則小便清利。試看有肺者有尿。

麦冬　子　竹茹 八分　半夏 陈皮　赤苓　甘草

無脈者無尿此理皎然也滋化源莫如生脈散故必合而用之也

乾嘔 寒鬱中脘陽氣蘊而不舒欲吐而不能吐也若有熱

在內則嘔出酸水苦水痰食沫無乾嘔之理故乾嘔皆屬

寒症手足厥冷煩滿者橘皮竹茹湯 太陰腹滿者理中湯加橘半

陰下利脈沉細者乾姜附子湯 煩而厥逆無脈者白通加豬胆汁湯 裡寒外熱

脈微欲絕者通脈四逆湯 膈上有寒飲者四逆加吴萸生姜湯 厥陰頭痛

吐涎沫者吴茱萸湯 若溫熱時疫乾嘔而煩悶者黄連解毒湯

腸鳴 邪氣內搏其飲則為腸鳴多兼寒熱之不同無不因積飲所致也 痞者瀉心湯 痛秘者承氣加芩半木

木香姜汁煮者加人参

腹中寒氣○雷鳴切痛○胸脇逆滿嘔吐者○附子粳米湯

噫氣 胸中氣不交通也靈樞曰寒氣客于胃厥逆從下而上復出于胃則噫氣也

傷寒汗下後○心中痞悶○噫氣不除者○旋覆代赭湯

氣逆 氣自腹中時逆上衝也

厥陰氣上撞心○此寒熱錯雜之邪也○烏梅丸黃連湯

選脉微○發汗動經○身振振搖者○苓桂朮甘湯 病如瘧○少氣上衝○欲吐者○竹葉石膏湯

嘔膿血 皆因邪熱鬱於蓄所至

每見春溫○誤汗下不解○多變此症○宜下奪之○葶藶苦酒湯 若冬溫○誤用辛甘汗下○胃氣虛○邪伏陰中○尺脉不

至咽喉不利吐膿血者（麻黃升麻葳蕤二方酌用）酒客葷素多濕熱蘊積亦有此症

熱入血室衝為血海即為血室衝脈得熱則逼血下行男子亦有是症不獨婦人也凡血滯不行其脈乍濇乍數或沉或伏若血熱交併其脈洪盛血虛則其脈芤虛中有瘀則芤中兼弦此一定之法陽明症下血譫語此為熱入血室（小柴胡合犀角地黃湯）若神昏熱盛者（生地黃二連湯稍加酒大黃微利之以去瘀血故頭汗也）婦女中風發熱經水適來即斷血結在裡胸滿如結胸狀譫語者

実症也（小柴胡去参加桃仁丹皮归尾甲末治之）若経水未浄而適断○其血結○未全實也○（小柴胡加当归丹皮生地以涼之因其似瘧之往来寒熱也）如經水適来不断○晝日明了○暮則譫語如見鬼状者○其經仍行○尚不留結○勿見譫語而誤用硝黄○犯其胃氣○妄動營血○犯其中焦○妄用柴胡○犯其上焦○俟其熱随血散而自愈○

振】（有似乎戰而無戰勢則栓戰則鼓慄而戰振則聳而不争但森然傷寒若寒々皆然振動由于氣血致損虚寒々而作也）

吐下氣逆○頭眩身振者○（苓桂术甘湯）太陽心下悸○頭眩○身動○振振欲擗地者○（真武湯）

肉瞤筋惕 此非常有之症也。經曰：陽氣者，精則養神，柔則養筋。汗多津液涸少，陽氣偏枯，筋肉失其所養，如魚失水，惕惕然動，瞤瞤然跳也。傷寒。發汗多而厥逆者。真武湯。若惡寒，去白芍加附子；惡熱，減附子倍白芍。失血之人。經脉失養。大劑以溫補之。素有動氣。理中加桂附茯苓。若初起便見。不因汗下。或因房勞及新產元氣大虛。急宜峻補。

怫鬱 陽氣蒸越于頭面。有時不赤。有時而赤。若有所因而愧赧赧之狀。所謂緣緣而面色正赤也。傷寒。陽氣怫鬱在表者。煩躁不知痛處。桂枝二越婢一湯。脉洪數。腹滿。火氣炎上者。大柴胡湯。溫病。煩躁飲水者。小柴胡去半夏加花粉湯。熱病。煩渴飲水者。白虎加人參湯。

戴陽面赤如微酣之狀，陰症冷極發躁面赤，脉沉細為浮大上
衝，水極似火也。凡下元虛憊之人，陽浮于上，与在表之邪相合，
則為戴陽。言陽已戴于頭面，而不知人，更以表散，則孤陽飛
越，危殆立至矣。節庵之法最妙，以人參附子等藥收拾陽
氣，歸于下元，而加葱白透表以散邪。或通脉四逆加葱白，或白通加猪胆汁
夏秋伏暑，上熱下寒，喘汗吐瀉，腹痛者。或冷香飲，或漿水大散，下來復丹
凡陽邪在表，表之怫鬱，亦面赤而手足自溫。陰症陽上
泛之戴阳，面多赤，足脛若冷，不可不辨。

四逆　手足逆冷。四肢則溫也。厥逆者手足時四肢自溫。有時氷冷也。自熱而逆。逆而厥。皆傳經之邪。少陰病。四逆泄利者。四逆散。手足厥冷。便秘。脉沉滑者。小承氣湯。若初起便厥冷。脉沉者。從陰寒之症治。

足冷　足冷手不冷。下焦衛氣不溫也。太陰外感。夾寒夾食者。甘草干姜及理中五積酌用。下元素虛。陽縮足冷者。從夾陰例治。盛暑時身熱足冷多汗者。作濕溫治。

厥　周身氣逆。陽氣鬱伏也。無論傳經直中寒熱。各別俱屬陰經。皆不可川發其汗。傷寒宜辨陰陽二厥。大陽厥者先自三陽經感寒傳進三陰血分，此熱極反兼水化之義。脉沉滑而數，按之有力者（大柴胡、小承氣酌用）；若溫熱時疫熱極而厥者（涼膈、解毒、承氣等湯酌用），不可拘傷寒禁下之例。陰厥者，三陰經受寒，脈來沉細無力，此直中陰經之寒厥（理中、四逆、附子酌用）。若陰極似陽，脉來數疾無倫，按之全無，厥逆煩燥者，此虛陽爇露也（宜白通通脉四逆溫之）。又壞症多有厥逆煩躁者，當知陰傷陽傷。陰傷則宜滋補先天真陰，兼清血中之熱；陽傷則宜溫養後天胃氣，兼助下焦真陽。不得執陰厥陽厥為例治。痰厥食厥（急作法探吐之）。

踡卧 身踡踡而手不伸也屬陰寒居多大凡兼見發熱頭痛諸陽症者可从太阳例治

唇甲青 色之青者為寒赤者為熱以寒中于裡血脉凝滞不能榮乃于外也若熱毒深入于裡而為熱厥唇甲亦青但青中必帶深紫与陰寒之青黑不同青黑為陽氣竭絶

失音不語 失音者語而声瘖不揚也多寒熱不同皆屬少陰經症蓋肺腎今為子母子傷者母氣亦傷故声主肺而實不外乎腎也至于不語則神識昏憒又当仮之于心蓋陽明為心之子亦邪欝陽明經絡不得流通至大熱薰灼心肺所以神昏不語即中風喉

瘖舌瘖亦不外乎此理也。又傷寒暴瘖与久勞音啞不同。君勞吐血失音不久必死。若肺絡邪傷而啞者，隨其現症而治之，多久可愈，不足慮也。傷寒不語有五：營傷心神失養，身熱自汗，叉手冒心不語者（當溫養營中，兼調營氣，使得微汗，表裏和自愈）；陽明府實，胃氣不得上通而不語者（調胃承氣下之）；熱病熱毒鬱蒸，表裏上下不通而不語者（當与白虎涼膈等藥，熱服汗出而甦。經云：熱病瘖啞不能言，三四日不得汗者死）。至於痙病、氣厥二症（各詳本條）。至於寒客少陰，咽痛脈沉，背惡寒，失音者（附子湯）；蒸熱者（麻黃附子細辛湯）；風熱挾飲上攻，或風濕誤汗灼

○熱咽痛声不出者○從熱傷少陰例治之　誤用辛熱發散失音○六味加麥冬五味　誤用苦寒斂○肺音不出而啞者○文蛤散即麻杏石甘湯加文蛤姜棗

喉痹甚毒隔于厥陰也○傷寒至喉痹○邪氣深矣○蓋厥陰為陰中之陽○最易發熱○就大每挾毒邪涎飲○痹着于少陰之經○以陰從陰○故陰中大發○必在于喉○以大性炎上也○多傷寒雜病不同○而為陰大亢害則一也○其治法可悟矣○

不仁謂不柔和內經謂之肉苛是也以其血虛氣少不能周流于身為邪氣所伏是以肌作頑麻不知痛癢厥如死屍而且鬱冒也

脉浮○桂支麻黃各半湯　脉數○甘艸干姜桂支人參湯　脉虛○大建中十全湯

厥暈 厥逆而昏暈也。邪熱内結，當下失下，熱盛生痰，胸滿痰盛，陽熱亢極，忽然口噤厥暈，須臾復醒之後。

驚惕 心中惕然動悸，皆大逆吐下所至。太陽○桂支甘草龍骨牡蠣湯，少陽○柴胡加龍骨牡蠣湯。

藏厥 胃中陽衰○不能生化脾土○則脾氣衰而不運○不運則水穀不化○胃氣不行○經脉不行○故周身皆冷而厥也○傷寒脉微而厥○至七八日○膚冷○其人躁無暫安時○此為藏厥非蚘厥也○附子理中湯急溫之。

舌卷囊縮 傷寒傳厥陰8邪熱内伏8陽氣不得外通8所以筋脉縮急8反似陰寒之狀8以肝主筋故也8故凡三陽熱症○傳至

厥陰而見此者○乃肝氣燔灼○木受大困○不得舒縱○為熱症危殆之候8男子則囊縮○女子則乳縮也○若初起無熱○便厥冷無脉○而見此症○乃厥陰虛寒8内則筋脉失養而引急○外則肢体踡曲而下部不温○乃肝氣垂絕之候○又不可執定○

大抵脉浮下利者○宜当归四逆湯 脉細厥寒者○加吴萸 脉實便秘○口渴煩滿之極者○小承氣下之 肝氣垂絕者○四逆加吴萸肉桂温之葱熨關元氣海 兼寒痰○而舌不捲者○四逆加吴萸茴香

陽縮 夫陰傷寒身熱頭痛是陰陽縮及三陰中寒陰盛格陽煩燥面赤陽縮入腹者皆真陰内餒不与厥陰熱極囊縮同例

治法詳太陰論中

直視搖頭 直視者目上瞪而不能動也。經曰。直視搖頭者。心絕。狂言目反直視者。腎絕。直視喘滿者死。若戴眼反折汗出如貫珠不流者。為膀胱絕。反折。言目珠左右不定也。戴眼語星睛反視不下也。皆不治。惟痓症見此。乃因風主動搖。不作心絕論。

遺尿 小便自出而不知也。凡病及三陽合病。身重譫語者。此熱盛神昏而不知也。若陰症兼見下體逆冷者死。故曰卒中倒仆○遺尿腎絶○狂言直視○遺尿与腎与膀胱俱絶○皆為不治之症○若病久脉和○身軽肌膚柔澤○此膀胱虛寒之極也○附子湯加益智沉香補骨脂陰虛火動○肺金氣傷○膀胱津少○不能約制者○生麦加黄芪肉桂

循衣撮空 此症皆為死候○而仲景又云○循衣摸床○直視譫語○大承氣下之脉弦者生○濇者死○小便利者可治則此症非大実即大虛也○当審其因察其脉与症氣虛○参附之属亡血者○生地黄湯之属

絶汗 胃中阳衰不能温養分肉营衛失職而出冷汗也傷寒环口黧黑柔汗發黄者脾絶陰寒面青黑額上与手背冷汗不止者營衛絶皆死大抵氣絶者汗出如珠着身不流氣散者汗出如油喘而不休皆是絶症若虛極而冷汗渋汗不止者皆非吉兆

如勞復大病後。犯房勞而復也。其症与陰陽易相類。治法亦仝。若手足拳。陽縮入腹。痛引陰中。脉離根者。皆不可治。或舌吐出而死也。

遺熱差後半月。終不惺惺。錯語少神。寒熱似瘧。煩熱頰赤。脉来浮数而軟。此先前發汗未徹。餘熱留在心包也。節菴用麻黃湯去杏仁加知母黃芩白芍石頏則用竹叶石羔湯加麻黃若寒熱如瘧者。小柴胡湯倍用人参

發頤傷寒汗出不徹。熱遺少陽。結于耳後。或頷下。其形難腫者名曰發頤。見之速宜消散。緩則成膿為害。大抵脉浮数。

而能食者易治若沉緊牢革及大熱不能食并难治倘熱即陷下不能起熱者真氣內虛毒邪內陷最危之候若連熱數處如流注者多不救也消散連翹敗毒散加白芷葱白以通阳明之經大便燥寔加酒大黃外用赤小豆末鷄子清調敷慎勿用凉藥敷之

喜唾新產後口中善吐不止者乃大氣衰中土不溫不能約制津液理中湯加益智仁以攝之

差後浮腫大病後腰以下至足腫而重者有水氣也牡蠣澤瀉散攻之輕者五苓散加大腹皮牡蠣但不可延緩之則上攻胸膈难治若但面腫而足不腫者為胃虛養胃湯去草果加防風但足腫而重者為脾弱當節其飲食用補中益氣湯溫補之勿拘下重為水也

望聞法

察面色　面赤主热而有表裡虛實之分○煩渴脉洪面赤表裡俱热也○頭痛身热喘而面赤表症也○潮热汗多面赤不大便裡症也○脉沉細欲散頭痛面赤足冷虛陽上浮也○元氣耗散面赤戴陽死陽微失守也○午後面赤○為陰火兩顴色赤如粧○為陰大亢極也面黃○主濕黃而明○湿热也黃而暗○寒濕也黃白不榮蝌斗紋者○虫積也黃而澤○內傷畜血也黃黑而槁○食積也黃而青黑○脾胃敗也面白○主氣虛白而無神○非脫血即大病後也面青○主肝藏風寒青而黑○多寒痛青而白○多虛風面及唇口青黑○舌卷囊縮○陰寒極也面青少腹痛○夾陰症也唇

面爪甲青紫○脉伏細○按之○附骨有力○厥陰熱厥也 面黑○主腎衰 傷寒

顴帶青黑色者○陰寒也 至久病焦黑者○腎氣熱也 大凡耳目口鼻○

黑氣枯夭者○難愈○神庭黑氣如指者○陰晦之色○見於陽之

正位○卒死兆也○面悴不光○傷寒也 面光不悴○傷風也 面如錦紋○陽

毒也○面垢如油○喘促多汗○三阳明中暍也 面垢生塵○洒然毛聳○少手

陰中暑 大旨面帶黃色爲土色○雖劇可治○若青黑赤白異

也 常而兼黃色相參者險○

察目 開目欲向明爲陽○閉目不向明爲陰○目疼○陽明表症也 目赤

目赤○經絡熱也　目瞑○鼻煤○漱水○陽邪上盛將發衂也　目黃○頭汗○發黃也　目不了了○陽明府實也　目睛不和○少陰熱也　目眩○痰因火運也　眼胞腫○有水也　目下灰色○寒飲也　目睛黃○蕣痺也　目無精光○腎氣盡也　目正圓者○痓不治

凡目暗目瞪目陷目反直視戴眼反折皆不治○

察鼻　病人鼻頭色青○腹中冷痛者死○蓋厥陰肝木之青色挾腎水之寒威上徵于鼻下徵于腹頃之必亡陽而卒死　微赤非時者死○微赤為火色若非火令之時加于白色之上是火來尅金故死　黑而枯燥○房勞也　黃而鮮明○有留飲也　鼻鼾○語言難言○風溫也　鼻鳴乾嘔○傷風也　鼻痛○肺脾風火也　鼻上汗出如珠○心脾痛極也　鼻孔扇張○

肺風也 鼻如烟煤。陽毒也

察唇 唇焦赤。脾燥熱也 赤而腫。胃濕熱也 赤而黑。陰寒也 色鮮紅。陰虛火旺也。色淡白。氣虛也 唇齒焦黑。燥屎衝腸也至下不可救 若唇吻反青环。口黧黑。口張如魚。出氣不回。動顫不止。及人中反者皆死。

察口 病人口苦。少阳胆熱木泛火化也 口甘。脾土濕甚津液上乘稼穡作甘也 口淡。胃中虛熱胃為一身之主淡為五味之本也 口作酸。肝熱乘脾曲直作酸也 口鹹。腎衰虛熱上乘也 口覺血腥。肺氣傷也 口中不和。津液內傷故不知味 口中不仁。外感客邪故不和澤 口燥咽乾。熱傳少陰也

煩渴欲飲水。小便不利。太阳犯本也 水入即吐。水逆也 渴欲飲水。壯熱

自汗○陽明府熱也 漱水不欲咽○目瞑鼻煤○畜血 口赤厥寒○為陰燥 口傷爛赤○為阳厥 口難言○為血少 口噤咬牙○為欲發痓

察耳 病人耳聾○胸脇痛○寒熱口苦○三少阳症也 耳鳴而痛○少阳厥陰之火也 耳輪枯黑○腎敗也 誤汗耳聾○又手冒心○陽虛也

察身 以輕易轉側○而熱者為陽○以沉重難動○而寒者為陰○以肢体骨節痛者○為表症○以腹痛自利厥逆者○為裡症○若頭傾視深○循衣撮空○冷汗不仁○乍靜乍亂者○皆不治○

察手足 初起手足俱冷○為陰寒 但足冷而發熱○為夾陰

夏月足冷手温○多汗妄言○為暑濕温病亦召兩手逆冷○兩足熱厥如火者○為陰氣涸于下陽氣竭于上陰阳否隔之兆也至初起脚膝軟弱○或足脛赤熱腫痛者○從脚氣治○

察聲　以清朗如平人者吉○声重鼻塞者○傷风也音如甕中出者○中濕也言遲者○风也言騄者○大也声音不出而欬者○水寒傷肺也声啞如破而欬者○客寒裡热也騄然聲瘖○咽痛如刺不腫不發热○二便清利者○陰寒也赤腫脹悶○發热便閉者○龍火也○喘逆煩亂○譫語者○邪氣实也鄭声者○精氣奪也少氣不足

以息者○氣虚也 語言遲緩○嬾怯者○內傷也 病人語声寂然○喜驚呼者○骨節间病此病在厥陰〻主静故也 語声喑〻然○不徹者○心膈间病此病在手太陰肺主氣故也 其声啾〻然○細而長者○頭中病此病在巨阳巨陽与少陰為表裡腎在声為呻起自下焦故也

已上諸症○並非係外感○然傷寒家○不宜辨晰○自無謬治〻失矣○首賢曰望而知之謂之神○見其色而知其病也○傷寒家○尤以察色為首務○察其色澤○问其因○若辨其声音○更合之脉理○病情悉見矣○

辨舌

舌胎之名。始於長沙。以其邪氣結裡。若有所懷。故謂之胎。、、、、、。傷寒之邪在表。則胎不生。邪熱傳裡。則胎漸生。自白而黃而黑。黑甚則燥裂矣。金鏡三十六法。舉世宗之。又觀舌心法一百三十七圖。條分縷晰。辯症極詳。其間論紅為溫熱。紫為酒毒。徽醬色為夾食。藍為肝藏純色。迴出前人未備。所嫌舍本逐末。未免繁奈。使人無提綱挈領處。故予括其要。分條辨論于左。

白胎

邪傷氣分肺主氣而色白又主皮毛故凡白胎犹帶表症仲景以為胸中有寒止宜和解不可攻下攻下必致痞結変病

若温病熱病一發便壯熱昏憒燥渴舌正赤而有白滑胎即宜用白虎湯汗之時疫初起舌上白胎如積粉者達原飲解之

若傷寒邪入胃府則白胎中黄邪傳少陰則白胎中黑

若純色為一經症边与中兩色俱傳経症若從根至尖直分兩路者是合病与夫陰舌也合病是白中兼兩路黄

夾陰則白中薰兩路黑潤。及灰色也。從根及尖橫分兩三截。胎色者。是逆病舌也。故尖白根黃。尖白根黑。及半邊胎滑者。多症類不同。皆屬半表半裡。白多而滑。黃黑少。多表症多也。尚宜和解黃黑多而白少。或生芒刺黑點。乾燥者裡症多也。尤下無疑。中心黃黑而滑潤。邊白者。表症未盡。傷寒用大柴胡兩解之温熱時疫用涼膈散或白虎承氣攻下之又傷寒壞症。多白厚而甚燥裂者。此為邪耗津液。宜小柴胡稍加芒硝微利之若純白滑胎。為胃虛寒飲結聚膈上之候。每於十三日。過經致變。不可泛視也。又一種白厚胎。如煑熟色。到底不变者。必裡挟寒物畄滞不散。以致脉伏不出。乃心脾氣絶。肺氣受傷也。慎不可下。（宜枳實理中，热甚合小陷胸湯主之）至於於食自利。而白胎滑者。為藏結难治。（黄連及連理偹急丸）

黄胎

一切黄胎。皆屬陽明府熱。黄濕而滑者。為熱未盛。結尚未定。冬月見此。不可便攻。攻之必初鞕後溏也。夏月伏陰在內。不依此例。若黄而燥者。為熱已甚。更兼芒刺黑點者為热勢甚。黄而瓣裂。為胃液乾。（並宜急下）有根黄尖白。中不甚乾。短而縮。詁妄煩亂者。此痰挾宿食占據中宮也。承氣加生姜半夏主之有舌色青紫。胎卻黃厚紋裂。但口燥而不乾者。此陰症夾食也。臍旁鞭痛脉伏或濇承氣加附子或黃龍湯甚極煩燥者更加生地麥冬冬月見此。用附子理中合小承氣大抵舌有積胎即見陰象亦是裹中夾食俱可下又中宮有痰飲水血者多不燥。切勿誤治凡溫病熱病。一見黃白胎。無論燥潤宜用涼膈雙解時乃疫病。一見白胎。即宜達原或白虎湯若見黃黑。無論濕乾。宜承氣調胃以急奪之。

黑胎

黑為少陰腎色至五六日後熱傳少陰水乘火位亢極之
火不為水衰反兼水化如火過炭黑是也始因表症失汗
傳裡而黑（下之宜愈）設仍不退必是宿食（宜黄芪加炮姜川連）亦是誤用汗
下津液枯竭而燥黑者此為壞症（虛者胎落而潤生脉合附子理中實者胎厚而乾生脉合黄連解
毒一則陰虛陽亢一則陽虛亢陰不可不審）至黑刺燥裂陽辦者熱盛勢劇（用青布
荷湯潤之更以姜片刮去芒刺振起陽辦）看刺下辦底色紅者可治（急下之）若俱黑者不
治又黑胎腐爛（為心腎俱絕）黑而卷縮為肝絕黑及灰黄蕋泡生
並腐爛（多為濕熱亦係肝傷）俱屬大險九死一生凡黑胎多熱多凶若

黑薄濕潤或兼白滑者又為陰寒（急溫其經）一種黑而微刺舌形枯瘦而不赤煩渴耳聾身熱不止數日不大便而腹不拒按神不昏晝夜不得睡稍睡或呢喃一二語或帶笑或太息此為津枯血燥候與承氣の逆症死（宜炙黑草湯或六味合生麥加桂滋其化源）庶可或生大抵尖黑稍輕根黑至重黃黑（宜大承氣）兼白（宜涼膈）惟全黑為死舌不治夏月時大邪火內外燔灼黑胎易生不在此例傷寒直中少陰不發熱舌心便黑非由黃變化舌亦瘦小而滑此真藏寒足厥冷自利嘔吐脈沉宜四逆附子

等方急温之。緩則不可救。

灰色胎

灰色者。足三陰互病。如以青黄和入黑中。則為灰色也。有傳經直中之殊。傳經者。自白而黄而灰色。宜量其輕重攻下以瀉熱。若直中三陰。則初起無蒸熱。便見灰色。舌潤無胎。更不变色者。此必内挟寒食冷痰水飲。或畜血如狂等症。隨症治之。又足感冒夹食。汗下消導。二便已通。灰色不退。不濕不乾者。此因過傷津液。虚火上炎。脉必虚微少力。

宜以救陰為急用炙甘草湯蓋甘潤可以滋陰化燥也大柏陽邪亢盛用硝黃以救陰陰血枯涸用地冬以滋陰耳

紅色舌

紅乃心之正色紅極為溫毒蘊于心胃若溼者不可下用解毒及白虎湯紅中見白胎者更感從時之寒也桂支白虎湯紅中夾兩路灰胎者溫熱夾寒食也涼膈加消導紅中見黑胎者熱毒入於少陰也承氣合白虎湯紅極見黃黑芒刺者熱毒入府也調胃承氣湯紅極見紫黑斑及身上發黑斑者陽毒入心也人參白虎加犀角黃連紅極

而紋裂者。燥熱入肝也。大承氣加柴胡白芍 坑爛者。濕熱入脾也。小承氣加芩連丹皮
白泡者。火氣燔灼也。三黃石膏去麻黃 紫瘡者。火氣鬱伏也。解毒湯
紅星者。心包火炎也。涼膈散 一種柔嫩如新生。似潤而燥涸者。
津液竭也。多不治。生麥散 三白湯 今人多舌痿不能動者。肝絕舌
忽瘦而長者。心絕。皆不治。

紫色舌

此酒後傷寒也。世俗受寒。往往以姜葱湯發汗，汗未出酒
毒入於心包多矣。此症舌純紫而中間君帶白潤胎者。

葛根湯加石膏

紫中有紅斑乾而短縮者涼膈散若全紫而乾如煮熟

肝者死肝色也其症厥冷脉沉滑為陽極似陰急用当归四逆加酒

大黃下之然多不救大紫除紫而赤者是陽毒熱酒毒宜苦

寒淡紫而帶青清者是直中肝腎陰症急宜吳茱

萸四逆溫之亦有中心帶青紫胎或帶灰黑不燥不濕

下症後急出此起邪傷於血分也犀角地黃湯加酒大黃微利之

黴醬色舌胎

此夫食傷寒也食填太陰鬱遏不得舒越久久鬱而

或醬色。兼痞腹滿時痛者。桂支湯加枳朴檳半。痛甚者。量加大黄。因冷食不消。加炮姜厚朴。痛甚者。調胃承氣加泡姜下之。如胃氣絕。脉結代。唇吊齒燥。下利者死。

藍胎舌

此肝藏純色也。傷寒日久。屢經汁下。失于調理。胃氣傷極。心火無氣。脾土無依。肺金不生。肝木無制。侮于脾土。故舌色如靛。或身生藍斑。乃心脾肺三藏氣絕也。必死。如或微藍色。不甚深。或略見藍紋。可爲木受金傷。藏氣未絕。脉不沉濇。

而微弦者可治。小柴胡加炮姜肉桂

以上八種胎色大要已盡。更以舌本強鞕為痰。舌短囊不縮為宿食。舌大滿口為脾大燔灼。此最為急候。即宜砭刺。舌青色深紫為裡熱。赤帶紫亦然。淡白為裡寒。枯萎為心氣耗絶。認得真。辨得清。治得當。神乎技矣。

脉法

傷寒脉法○首言浮大滑數動為陽○沉濇弱弦微為陰○夫弦為少陽受病○而又曰陰者○兼見衆脈而言也○如沉濇為陰○兼弱弦微之類耳○猶諸脉訣以弦脈為陽○動脈為陰○蓋以動而兼浮大滑數○安得不謂之陽乎○又曰陽動則汗出○陰動則發熱○言浮而動者為陽○沉而動者為陰○故仲景之脉○不與雜症同語也○大抵沉為陰○者沉而遲△濇△細△弱△之類○如沉而滑○沉而數數○沉而實大○皆為陽也○浮為陽者○浮而滑數緊盛之類○若

浮而遲浮而濇浮而微弱皆為陰也浮而陽者宜發汗浮而
虛者宜溫補沉而實者宜攻下沉而陰者宜溫經惟弦脉則
隨浮沉以定陰陽以少陽主半表半裏故宜和解節庵
主浮中沉三法即此意也夫傷寒之邪自表達裏溫熱之
邪久伏少陰經中從少陽發出肌表所以傷寒溫熱脉法
迥異姑以浮中沉三法論之
尺寸俱浮為太陽浮而緊為寒邪在表浮緊而數為熱
欲傳裏浮而長為傳併陽明浮而弦為傳併少陽要以有

力而神者為可汗解無力為陽虛便不可汗若春夏病發熱頭痛脉多浮緊而一起即大渴腹脹者此為伏氣內發寒邪外襲邪傷氣分即時乃之病也

中脉者陽明少陽二經脉也尺寸俱長為陽明長而浮尚兼太陽宜汗長而數為熱盛兼有表症止宜辛涼輕劑以解肌不可温散長而實大有力為胃實可下之温熱病及時行疫癘多以此症此脉切不可汗（宜黃芩白虎之類）尺寸俱弦者少陽也弦而數為熱邪傳裡弦而以力為邪實弦而浮尚兼太

8陽弦而小弱為內虛者8寒溫熱病○脈弦腹痛○宜小柴胡去参半加枳橘有力加石膏知母○有嘔加半夏○然半与姜切宜慎用○夫弦脈近乎緊○冬得之為傷寒○夏得之為傷風○

沉脈俱屬三陰○而有陰陽寒熱之別8夫尺寸俱沉細者○為太陰○俱沉者○為少陰○俱沉弦者○為厥陰○若沉而滑○沉而疾○沉而實○皆以有力為實熱○為傳經熱邪○為陽症分緩急攻下之若沉而微○沉而細○沉而弱○皆以無力為虛寒○為直中陰經○或為壞症○分微甚溫理之故太陽病○見少陰脈者○用四逆湯溫之若夫春月溫熱○

而見此沉微之脉。此惡毒伏滯少陰。不能發出陽分。所以身
熱足冷。皆死症。惟脉沉實。而見陽明府實症者。可用承氣。勿拘陽病陰脉之例
若外無下症。毒邪内伏。決無生理。
大法遲濇微弱可溫。浮盛洪緊可汗。沉細滑實可下。虚細勿
吐。遲弱勿下。滑實勿汗。沉實勿溫。貴在辨症施治耳。
結促代伏四脈皆為生死關捩。夫脉來緩緩時一止為結。此陰
盛。脉必有寒伏於中。故脉結者。足冷腹痛。宜大建中湯又脉來
數時一止為促。此陽盛。脉必有熱結於裡。故發斑發喘多

有此脈，皆宜內奪清理之後，促退則生，特加則死。又脈來無力，動而中止，不能自還，曰代，雜病見之必死。傷寒則有寒邪水飲停畜，正氣內虛，邪伏不解，故脈結代，心動悸者，主以炙甘草湯。至於伏邪，則已汗下溫解之殊，但初起頭痛發熱，或一手伏，或兩手俱伏者，庸工便謂陽症見陰必死，不知此因寒邪不得發越，急用麻黄湯汗之。若頭痛方除，後即厥逆無脈者，陽厥也，小承氣湯主之。若初起不發熱，無頭痛，便厥冷吐利無脈者，直中陰寒也，四逆湯主之。若初起陽症，至六七日或十餘日，但表

汗而未曾攻下。别無刑尅症候。昏冒不知人事。六脉俱伏。此欲作戰汗而解也。与热姜湯助其作汗慎勿用藥

舌苔歌訣

六淫外感。驗舌為先。蓋舌苔乃胃氣之薰現。胃居六腑之總司。胃中有邪。而之於苔。醫者可征也。亦有傷寒舌鑑等書。未有集為歌訣可誦者。茲備四言押韵。俾學者誦而易記。臨證或有一助焉。

四言舌苔歌訣

原夫舌為心苗。根肺尖心。舌之有苔。如草鋪茵。
草發地面。地之精神。苔而屬胃。六府總論。

六腑有病
太陽有熱
陽明熱盛○
乾黃焦燥○
白苔不燥
順傳太陰
脉沉而細○
清渴氣衝

苔脉可尋
口燥喜涼
苔化乾黃
邪熱披猖○
少陽可從
腹滿痞悶○
默默欲眠○
心中疼熱

傷寒初起
不眠煩躁○
乾黃而厚○
若寒熱往來○
苔黃嘔苦○
脈弦緩小○
白苔不渴○
厥陰已連

白苔太陽
陽明可詳○
熱滯初張○
脇痛耳聾○
熱欝肝胆中○
若白寒封○
少陰寒象已全○
或黃或白

寒熱有偏　不渴為寒　燥渴熱邪　焦黄灰黑
救陰為先　鹹苦瀉熱　甘涼瀝泉　寒熱異治
因證而遷　傷寒得便　由衛入營　收逐無定
陽越灰明　舌灰便秘　実熱非輕　溫病則非
溫邪肅起　但熱不寒　白苔未化　唇舌先乾
口渴便秘　夜寐不安　或欬窒而氣逆　或胸痞而惡餐
上焦肺胃　邪熱先干　風溫濕溫　固非一端
風溫白苔　解以辛涼　佐黄佐燥　陽明熱強

黄燥堆厚，苔須有地。舌黑泛露，甘涼若瀉。風動痙厥，養陰救液。痰飲胸痞，苦辛宣氣。

邪滯胃腑，脈鼓弦長。胃氣虛脹，宜細審量。厥少之營，化火閑象。糙若硃點，神蒙時鬧。

脈弦有力，腹實拒按。承氣一攻，若燥煩神昏。津液清涸。此春溫之大較也。濕鬱熱聚，尚屬濕鬧。

鹹苦宜嘗，須通二腸。胃即大傷，邪犯胞宮。脣焦舌紅，濕溫則舌苔厚膩。糙膩罩灰，芳淡宣竅。

濕熱兼穢
口燥神煩
苔黃蒙困。
三焦分治。
毒聚於胃。
舌本強硬。
宣中清滯。
或濕鬱不達。

有苔白有布。
苔白堆沙。
厥少非佳。
化毒逐邪。
苦降微通。
痰熱內攻。
轉青化凶。
痰飲阻隔。

裡熱已歸。
渴飲脈大。
不拘日數。
有舌脹出口
重舌木舌
黃白相間
若乃黃白分条
宜慎若藥泄之

瘟疫之邪難際
邪聚胃家
攻下無差
痰熱蒸蒙
胃熱痰風
穢滯阻中
灰白不渴
濕潤紫暗

宿瘀留著。
酒毒衝心。
痰火劫陰。
口糜及腐。
熱毒凌心。
心火之餘。
無根火炎。
口味舒甜。

涼血之瘀。
舌絳難伸。
碎點黃白。
胃腎欲敗。
導赤犀連。
舌心乾絳。
淡脈六味。
酸苦辛鹹。

此乃大法。
痰熱上侵。
內宿之因。
濕熱蒸騰。
微利可在。
胃火熒盛。
虛實救症。
各藏有偏。

又若紫腫脹大。
肝風欲動。
滿口白腐。
大紅碎點。
或舌尖乾絳。
淡黑不燥。
脾痺舌胀。
短縮枯卷。

性命難全
脈浮不實
庶幾可活
胃氣欲衰
庶幾有福
胃陰不足
良醫手縮
後病前虐

若苦厭不渴
假熱真寒
或因肆熱化
存陰養胃
若乃素體羌裂
先利後補
我花利不渴
胃陰耗傷

戴陽面赤
須防陽脫
若化先利
利乃始後
精氣先缺
色紫枯索
斑如玳瑁
餘邪留連

上盛下虛
熱藥涼飲
肺腎陰傷
白苔還布
肝腎已虧
肝腎告竭
前花後留
前病心熱

後花肺萎　養液扶胃　廢手可療　更有左化右留
右化左留　邪半表裏○　正陰不開　右肺左肝
正旺邪休　證藥之和○　作白多變　口燥舌紅
熱邪乃現　痰滾不消○　伏寒下鑑　糙膩厚法
濕痰留意　白膩黃厚○　痰大之顯　未厚濕潤
陰邪見西　全黑無底○　胃壞根失　斟玄究背
元氣脫絕○　元世詳勘　當合脈證　九候須明○

雜病調理。

五六可證。

六淫外感。

四診宜審。不在此論。

死症

傷寒不治諸症亦須胸次了然臨症始決勢不謬茲集其要於一處以備學者記玩

傷寒病熱不退。脈反沉細者死。欬逆上氣。脈散者死。三部緊盛。汗出不解者死。陰陽尺寸俱虛。熱不止者死。身熱喘粗。脈躁疾者死。汗後復熱不解。脈如轉索者死。譫語厥逆。脈沉細者死。陽病見陰脈者死。發少陰汗。連厥陰血者。厥竭而死。發左右動氣汗者死。發風濕汗者死。發陰陽毒。過六七日者死8

誤汗言乱目眩者死○湿家額上汗出○微喘小便利○而下利不止
者死○関格不得尿○頭汗出者死○不尿腹滿加噦者死○大發湿
家○汗成痙者死○發少陽汗○譫語者死○亡陽譫語脈短者死○
直視譫語○喘滿者死○下利日九死○内傷瘀積○畜血如狂○下之
污泥者死○少陽誤下身黄○胸脇若鞕者死○陽明病○心下鞕滿○
攻之利不止者死○黄湿温○汗為重暍者死○兩感傷寒者死○汗
出熱不解○而脉躁疾○為陰陽交者死○夷陰症○身熱足冷○下重
邪盛○不可温者死○温熱時行○大黄熱手足下作寒○陽縮脉盡

散者死。溫病遍身紫赤者死。結胸煩燥者死。結胸脉浮大者。
下之死。如結胸狀舌上胎滑為藏結者死。藏厥肌冷而躁者
不得安者死。臍下素有痞連在臍旁痛引少腹入陰筋者
死。黑斑如果實黶者死。舌卷囊縮者死。少陰下利脉弦長。
名曰負者死。目晃無神氣者死。少陰痛吐利煩躁四逆者死。
惡寒身踡而利。手足厥冷者死。脉不至而躁者死。下利厥
逆無脉。服藥脉暴出者死。脉不出者亦死。藏厥下利厥逆
躁不得卧。厥不止者死。汗出不止者亦死。下利。脉反實者死。

厥利本不能食。今反食者。為中死。傷寒七八日。大熱。汗出如貫珠。者為氣衰死。爪甲青者。為陽衰死。循衣摸床。為神亂者死。四肢振動。唇吻反青。為肝絕者死。体如烟熏。直視搖頭。為心絕者死。環口黧黑。冷汗發黃。為脾絕者死。汗出如油。声如鼻鼾。為肺絕者死。卵縮遺尿。狂言目瞑。為腎絕者死。水漿不下。為胃絕者死。形体不仁。為營衛不行者死。乍靜乍亂。為命絕者死。

婦女

女科傷寒。多兼經候胎產。調治更難。經行之時。多有外感風寒。必和解中兼以調血。（如小柴胡合芎歸丹皮之類）否則邪傷衝任。而為熱入血室者已。妊娠傷寒。首宜固胎順氣。多見脈緊無汗。切不可用麻黃猛劑。以風藥性升。皆能犯胎氣也。至脈以緩滑流利為順。虛濇躁急為逆。其解肌藥。惟（桂支湯無礙）金匱云。婦人得平脈。陰脈小弱。其人渴。不能食。無寒熱。名妊娠。（桂支湯主之）則知妊娠無表症。亦用此以和營衛也。鄭素菴曰。妊娠傷風。無論時月。及月分多少。俱

以嚴氏紫蘇飲多加葱白以安胎爲要咳嗽多者金沸草散加減
姙娠傷寒輕者淅淅惡寒翕翕發熱重則頭痛身疼久而
傷胎亦宜紫蘇飲及香蘇散加葱白香豉並宜倘至半產胎傷多致不救也
若犯冬温則用陽旦湯春温則用黄芩湯熱病則用白虎湯時疫則
用達原飲不惟善解熱毒且能護持胎氣更無俟乎井泥塗
臍之法也若實熱便秘急用涼膈承氣等下之庶免邪熱傷胎之患惟大小
便如常知裡無熱慎不可下也妄下引邪入內必至傷胎若下
後熱不退或白虎與承氣或並用或前後而用若誤用參芪壅遏

毒邪服食而安也。傷兒胞損，痛甚而墮，急於須預言之前。甚及矣。若至脈數疾，甚倫喘脹，嘔逆，腹中重墜，不能轉側，當臍久按覺冷，或舌痿垢下，但看舌色爪甲青黑者，其胎已死也。急宜平胃散煎成，調芒硝半兩下之。虛極不勝藥力者，加人參重用以驚敗之。若併唇面青黑，嘔吐不止，口中吐氣甚者，母子俱死，切勿用藥。

辨脈法云：寸口脈弦而大，弦則為減，大則為芤，減則為寒，芤則為虛，虛寒相搏，此名為革。婦人半產漏下，男子亡血失精。此條傷寒論中不出方，而金匱半產漏下主以旋覆花湯。

旋覆花葱白新絳三味皆知虛衰多從表邪起。見与男子虛勞失精之用小建中。加黃芪。桂支加龍骨牡蠣等方同意。大抵虛勞失血。而見芤大之脈。皆是外感帳絡而成。此云脈弦而大。按之減小。更詳之芤。皆是表邪不得。裡血受傷之候。若夫指下堅絕。如按鼓皮。則謂之革。又謂邪勝正衰。男子之華除之候。而仲景全不以虛為慮。作用旋覆之解結。蔥白之散邪。新絳之入膀胱而和血。即如反人。用一防風丸。治風入胞門之山物也。方書實而理不殊。治胎前傳寫。其意然後依此意自無誤矣。

新產感冒風寒，大為危候。然有產時傷力，或去血過多，或惡露不行，或早勞動，或飲食停滯，及蒸乳發熱，不可誤認外感，妄用汗藥。蓋氣血大虧，百病乘虛而入，即受風寒，亦宜調理氣血為血主。于脈以小弱滑利為吉，緊實堅大為逆，散大散漫為危。更須問惡露之行與不行，小腹之痛與不痛。痛者以行氣導血為先，（炒黑砂糖些許，調服查炭五分）瘀行痛止。虛者加人參、甘、炮姜、茯苓，風寒支加桂。若小腹不痛，頭疼身熱，惡寒無

澤蘭之類

汗或喘或欬宜香苏散有食者芎苏参苏随症取用有瘀者兼行血之葯
值时行之氣遍身疼痛無汗者敗毒及香苏散加葱白香豉金匮云産
後中風數日不解頭痛惡寒時時有熱心下悶乾嘔汗出雖久
而陽旦症續在者可与陽旦湯又曰産後中風發熱面正赤喘
而頭痛者竹叶湯主之又曰婦人在草蓐中發露得風四肢
苦煩熱頭痛者与小柴胡湯鄭虚菴又曰凡産後傷寒切不可
遽用小柴胡以有黄芩恐其停血傷人也産後多犯时疫
只宜用柴胡四物二方加减東垣云乳子而病熱脉懸小手足温者生

寒者死。此言傷寒也。乳子中風熱，喘鳴息肩。脉實大而緩者生。急者死。此言傷風也。加葱豉（通宜小建中）。產後傷風寒無汗。癨惡後內拘急。不能食者。（宜小柴胡去黄芩加芍炒丹皮，甚則加炮姜茯苓去瘀為主）雖有大热。不得用苦寒。產後虛羸，寒热。有似外感。食少腹脹。方書俱用（增損柴胡湯）。然不若（柴胡桂支湯去黄芩加川芎）和其營衛。庶免蓐勞之患。又婦人血風。因大脫血。而虛热燥結。热甚生風者。其症煩燥身起。循衣摸床。撮空閉目。不省人事。手揚足擲。搖動不寧。錯語昏憒。脉浮而虛。或弦革者難治。（宜生地黄連湯脉实者稍加酒大黃產後傷寒切不可太表。多汗經虛每致發痙也。大凡胎前發熱者。理中合四物去白朮地黃加柴胡茯苓產後發熱。四君入桂支芎桂臨產發熱。逍遥散加減。產婦血虛最易發熱。不可概認為外感也。

黃芩得柴胡退寒熱。得白芍治痢疾。得厚朴止腹痛。得桑皮瀉肺火。得白朮安胎。白芍得甘草則腹痛。

香附同參朮則補氣，得歸地則補血，得木香則散滯和中，得檀香則理氣醒脾。同沉香則升降諸氣。得川芎蒼朮則總解諸鬱。同梔子黃連則清熱降火。同茯神則交濟心腎。得茴香補骨脂則引氣歸元。同厚朴半夏則決壅消脹。同紫蘇葱白則發汗散邪。同三棱莪朮則消堤磨積。以艾葉則血氣煖子宮。乃氣病之樞司。々方之仙藥也。

洗瘋方

芝藤一兩 絡石藤一兩 忍冬藤分 夜交藤一錢 柏樹藤兩

鉤々藤一錢 天仙藤一錢 海風藤一錢

腸瘋方

藕節炭三錢 地榆炭三錢 側柏炭八分 棕衣炭一錢 銀花炭

荊芥炭八分 血餘炭一錢 研細末或丸或隔水服或入杯肉

課姪心法 下

葉仁甫醫案

附集時行症類三十六症卷下

冬温　温病　風温　感冒

傷風　温疫　温瘧　温毒

热病　中暑　濕温　中濕

風濕　濕熱　内傷　脚氣

霍亂　内癰　赤腸　黄耳

夹食　夹痰　夹水　夹血

夹氣　夹陰　冐氣　溺水

瘟疫

大頭瘟

捻頸瘟

瓜瓤瘟

楊梅瘟

疙瘩瘟

絞腸瘟

軟脚瘟

附集時行症類三十六種

冬温

冬時反有非節之暖。此屬春陽發于冬時。不應發而發。即為冬時不正之氣。人感之而病者。名曰冬温。冬發于冬。然与傷寒大异。蓋温則氣泄。寒則氣收。二氣本相反也。其症必始先咽痛，後則下利。陽脉浮滑，陰脉濡弱。与風温相似。但时令不同。治之不得不少異也。羅謙甫云。冬温一症。多関不正之氣。實因正氣虚。故邪得以入于少陰。其經上循喉。下入腹。故必咽痛而下利。

治之宜陽旦湯加桔梗萎蕤○或問冬温○何以竟入少陰○而所治之方○又非少陰之藥○石頑曰○四時各有正令○冬月當寒而不寒○則少陰之氣不藏○而不正之氣○得以入傷其經○原非腎藏受病○故但以桂枝中加一味黄芩○專主驅散風热○此陽旦所由立也○若有寒食停結○或誤用涼藥○以至寒邪外鬱○温邪中結○冷食内伏○更加干姜以温散其中兼黄芩以涼解其外此仲景之陰旦湯○又所必需也○若咽痛甚者○合甘草湯咳者○合桔梗湯下利者○合茯苓甘草湯或阳旦加葛根茯苓不應○則温热之氣○併於陽明而蘊热也○宜葛根黄連黄芩湯若先受

冬温。更嚴寒外遏。多惡熱。而仍欲近衣者。陽旦湯加麻黄石羔以發之 有冬温。悮認傷寒。而与辛温表藥。熱邪益甚。胸腹滿悶。又用下藥。仍發熱。脉反數者。此陰陽氣血俱傷也。以人參湯進八味丸 陽生陰長之治。此為悮治危疾。必服後神清。脉和熱解食進。方可收功。今世冬温之症。多致変成發黄。喉痺。唾利膿血。此皆誤認傷寒之故。加用辛温發汗。而変為温毒發斑者。當用犀角升麻甘草等分并服 或用升麻葛根湯加犀角元參 甚則犀角元參湯。此冬温之大略也。要病不一。當隨所見症而治之。凡冬温之毒。大便泄

渴而譫語脉細小而手足冷者皆不治

溫病

發于春者即為春溫

至春分節後天時溫暖而壯熱為病者乃溫病也經云冬傷于寒至春必為溫病又云太陽病發熱而渴不惡寒者為溫病言冬時伏氣隨時溫熱而發出但所發之因不同有感非時暴寒而發者有飢飽勞役而發者有房室作力而發者所感之客邪既殊發出之經絡亦異所謂溫病之脉行在諸經不知何經之動也當隨其經之現症而治之

節菴曰渴則其熱自內達不寒則病非外故不宜發汗表症兼見裡熱為多當治裡兼而表兼之

凡温病之發。必大渴煩擾脇滿口苦不惡寒反惡熱。脈氣口反盛于人迎。明係伏邪自内達表。必先少陽經始。若因客寒而發者。宜小柴胡隨所見之經症加減。無客邪者。黃芩湯主之。夫温病亦多傳變併合。然未有不及少陽者。如太陽少陽合病。宜黃芩湯。少陽陽明合病。承氣湯。三陽合病。大柴胡湯或雙解散加減。凡三陽表症煩熱口渴。俱宜黃芩湯之類。據此合病治法。則傳變逆病可例推矣。大抵温病熱病。無止發汗之理。蓋其邪自内達外。無表症明矣。即見惡寒頭痛而脈浮緊者。亦不可純用表藥。宜梔子豉

涼膈散
酒浸大黃半 黃芩半 連翹半 梔子半 薄荷半 甘艸乃半 芒硝半半

選奇湯
羌活半 甘艸半 防風半 黃芩半

湯或益元散加薄荷葱豉。甚則涼膈散去硝黃加葱豉探吐取汗最妙。蓋此怫鬱之熱乘春氣之溫而發。即有非時暴寒。止宜辛平之劑發散。若頭痛如破者。為暴感風寒。擾盛。先宜葛根葱白湯撤其暴邪。然後用治溫本藥。若額與眉稜俱痛者。選奇湯。若兩額角旁痛。寒熱口苦。而其脈甚弦者。宜小柴胡去參半加花粉。若表症不解。邪已入府者。雙解散。若脈轉洪數。譫語狂越。此熱在三焦。表裏皆實也。宜三黃石膏湯。如下後熱不退。可再下之。若熱不止而脈濇咽痛。胸滿多汗者。此熱傷血分也。葶藶苦酒湯探吐之。熱已退而尚未全愈。隨症調之。凡汗下後作熱不止而反大汗此實熱多去餘邪未盡再与小剤黄芩湯或解毒湯調之若下後渴已減而飢極欲食者此伏邪初散陰火乘虚擾亂也溫熱下後多此時勿便与粥飲得食必復也　世之所謂交陽者非陰寒交熱以為陽熱也乃怫熱畜之於裡而鬱極乃發則交侵于表之陽分是謂交陽而後作汗或怫鬱遏極而不能交出於表者是鬱極不發否極不泰即正氣衰殘陰氣先絕陽氣後竭而死矣或狂汗而脈忽沉伏者陽氣併入于裡也交陽而躁亂昏冒者裡熱鬱極而氣亂也

故凡已戰不快。或戰後汗出不快。或大戰而汗不出者。當從三一承氣、黃連解毒及涼膈等出入施治。以散怫熱而開鬱結也。所以戰汗時頻與熱姜湯。助其開發。最佳。不免戰不快而無汗之患。亦有戰不快。又不通而死者。世俗未知。或以惡寒戰慄為陽虛陰勝。因而誤治者多矣。

温病發于三陰脈微。足冷者。難治。內經所謂温病虛甚者死是也。石頑曰。温病大熱。脈反細小。手足逆者死。症也。温熱病初起。大熱目昏。譫語脈小。熱甚足冷。五六日而脈反弦急嘔吐昏沉8古本焦黑8或失血○脉热○脉大○或痓畜昏乱8或脉促結代沉小者8皆死○病温热大熱○不得汗者死○得汗後反热○其脉躁甚者○亦死○悞汗除○狂言不能食○其脉躁急者○皆不可治也○

風温

仲景云○太陽病○發热而渴者為温病○若發汗已○身灼热者○名曰風温○風温為病○脉陰陽俱浮○自汗出○身重多眠睡○鼻息必鼾○語言难出○若被下者○小便不利直視失溲若被火者○微發黄色劇則如驚癎時瘈瘲若以火薰之○一逆尚引日○

再逆促命期○此温病惧汗而為風温也○又傷寒例云○陽脉浮滑○陰脉濡弱○更遇于風○變為風温○此温病更遇于風之風温也○以少陰伏邪方將内出○太陽客邪又從外襲○故其脉輕則浮滑○重則濡弱○即陰陽俱浮之互詞○言伏邪于少陰之邪熱○惡從風木之令而發出于肌表○故其症○一一畫顯太陽少陰二經○按仲景但言誤治之失○並不言及治法○以其未由挽回耳○即嘉言所云○風温多死于三日○而感而更加變重之意○惟觀厥陰例中○有麻黄升麻湯一条○正以治冬

麻黄升麻湯
麻黄二兩半 升麻
知母 黄芩
萎蕤各十八銖
白术 石羔 干姜
芍藥 天冬
桂支 茯苓
甘草各六銖
黄芩湯
黄芩 甘草 芍藥 大棗
葳蕤湯
葳蕤[illegible] 石羔[illegible]

罘温之誤治変病。即此而推。不用此方。去麻黄升麻 干姜白术 而借治温病悞汗之風温也。併不悞黄芩湯加桂支石羔而治温病。更遇于風之風温也。又按活人書。治法頗多。考其所主。皆是治先傷熱而又感風。或已傷風而又感熱之症。近世亦曰風温。救之伏氣所發。其多死生輕重懸殊。而究治之理。則一以風痰結聚于肺。故汗下而难止。宜辛凉解熱並以疎風豁痰。然多禁汗。又不得不兼用表藥。但禁温覆迫汗耳。若發熱頭眩。咽喉乾痛。舌強痞滿者。用葳蕤湯 即玉竹。無大熱而渴者用

白薇 麻黄 川芎 葛根 羌活 甘草 杏仁 苍术 石膏 知母

栝蔞根湯 若热不解者。用败毒散 若寒热而渴者。用小柴胡加蒌根吉更 若恶寒发热者。即去参加花粉石羔 若渴者。玄参麦冬加花粉 尚論以春月時令本温，且值風木用事。風温二字不得分之為兩。是又矫揉太过也。至举世皆以風热咽痛吐痰声嗢者為風温。其治法不远。殊失風温本旨。

感冒 即寒疫也。雖非時行疫氣。以非其時而有其氣。故謂之寒疫。而实非疫症也。

春夏秋三時。感冒非时暴寒。其症发热恶寒。頭疼即痛。無汗或嘔逆恶心。其脉人迎多浮紧而弦数者。若夹食。

則氣口緊甚。亦有滑數者。若夹寒食。則濇滞。夹風痰。則浮
滑而疾。又有人迎沉小絶不似外感者。有人迎極短小氣口極弦細絶不似感冒
停食者。其人自言傷食受寒。發散消導。脉反浮大。則知未
服藥之沉小。皆寒食鬱滞之故。大抵治法。宜辛平散解。
如參苏飲芎苏散香苏散神术湯皆可用。如見夹食。正氣散加減如見太陽。羌活防風見少
陽。柴胡半夏見陽明。葛根葱白若天氣未热。病勢頗甚。不妨稍加桂支佐
羌活汗之等。蓋非時邪氣。不必拘于常候。寒鬱之用辛溫。犹
冬溫之用辛凉。從其宜以乃其權耳。古人治寒疫不分三

陽。但見某經症多。則加用某經之藥。以為權衡也。

傷風

天時寒暖。偶因脫露。謂之傷風。其症必咳嗽自汗。清涕甚者。亦發熱頭痛。但治有時月之殊。春月。風善傷肝。人迎脈多緩而帶弦。必自汗惡風。宜芎蘇散加減。夏月。肌肉本疎。多傷陽明。氣口脈見弦長。肌肉固閉。而反無汗。葛根葱白湯加減。兼暑。清暑十全散。秋月。微涼。先襲皮毛。手太陰受邪。人迎脈多平。氣口脈多細濇。不可拘人迎以候外邪也。宜用金沸草散。冬月。則傷太陽。必自汗。脈浮緩。宜桂支湯。咳而甚而喘。有水氣。宜小青龍湯。蓋陽邪多從背○受○由背俞而入于肺○故不咳嗽多痰也○夫傷風与傷熱相似○傷風○則人迎浮大○咳嗽自汗○鼻流清涕○痰不淡喉中嗽出○痰教則可愈○傷熱○氣口軟大○咳嗽自汗○但鼻干痰結○咽膠腫痛○痰沒上膠咯出為異○不可發散○宜辛凉清肺○萎蕤湯去麻黃川芎加前胡薄荷

傷風而復傷熱○必加煩躁○宜萎蕤湯倍用羌活生石羔

酒客湿熱素盛○痰飲結于中外○最易傷風○素問為之漏風○其症身熱懈墮○汗出如浴○惡風少氣○治以澤术麋銜湯○今治此症○以澤瀉白术各半 黃芪二半 葛根麻黃根羌活防己各下 熱服止汗○最妙○

又方○以桂枝湯加黃芪麻黃根防風半夏厚朴並服○用黃芪防風白朮澤瀉茯苓調理之○肥盛多濕熱者○導痰湯加羌活防風

虛勞傷風○裏急腹痛○悸衄失精煩熱口燥者○桂枝湯○加龍骨牡蠣主之○

溫疫 此與吳又可之溫疫參看乃溫病時更盛時行疫氣壯熱神昏之候也

春夏之間○以春時天令不正○則地之濁氣勃勃蒸發動冬時伏氣○正氣最虛○人在是氣之中○莫之知也○正氣虛者○感而受之○以正氣本虛○故陽脈濡弱而邪傷血脈○故陰

脉弦緊也。以邪伏邪内動、相合外疫、正被邪侵、怫鬱煩擾、行運失常、壯熱作矣、表症見而及熱鬱腠理、不得外泄、侵入於裡、裡症見而、設使正氣内充。邪氣何由而入。邪感受之因異于傷寒。異于温熱。異于非時感冒寒疫。其治大約以驅熱為主、表裏兼用、下藥必用、人中黄是君藥、昔人概用清熱解表湯下人中黄丸統治諸疫皆效、至所用人參者。知其本氣不足。防邪入裡。所謂補瀉兼施也。温疫症多作渴。宜小柴胡去半夏加石羔知母花粉、熱不讓人。輕則涼膈重則双解如大便

人中黄丸
大黄三两酒浸
人中黄 二两
蒼术麻油一两
桔梗二两 滑石二两
川連[illegible]一半
人參 防風半
香附炒半薑汁拌 神曲為丸

泄者。黄連解毒湯若表裡俱熱。亦用涼膈双解嘔血者。生犀飲便實。加大黄便泄。用黄土煮加鹽水拌人參斤。內外熱極表盛。三黄石羔湯外熱用麻黄內熱加大黄餘如疫症治法。大率温疫脈来盛而有力者。發於陽也。尚可施治。脈沉细少力者。發於陰也。皆不可救。

温瘧

温病七八日。或十餘日。前熱未除。重感於寒。忽然寒熱交作。変為温瘧。後世方書。以為壞症。過經不解。殊不知此本春時溫病之變症。非冬月傷寒之變瘧也。按傷寒例云○脈陰陽俱盛○重感於寒而變為溫瘧○其症胸脇滿煩渴而嘔○微惡寒者○治以小柴胡去半加蔞根石羔若無寒但熱○其脈如平○骨節煩疼時嘔者○白虎加桂支湯慎不可辛溫發散。以助其虐也。至於內經所言先熱後寒之溫瘧○乃得之冬中於風。寒氣藏於骨髓之中○至春陽氣大發○邪氣不能自出○因遇大暑○腦髓爍○肌肉消○腠理發泄○或有所用力○邪氣與汗共出○此病藏於腎。其氣從內出之於外也。如是陰虛而陽盛。陽盛則熱。衰則氣復入。入以陽盡。陽盡以寒。故先熱而後寒。名曰温瘧。亦先熱後寒者。以先前伏邪。乘春時陽氣。而發出于陽經。故熱。復因本身之真陰內燥。以邪復反于少陰。故寒。治宜人參白虎湯。如見客邪。則加桂枝。更以金匱腎氣丸。去附桂。倍桂枝。作湯渴以飲之。蓋從腎出外而大熱。以其内先亡。如焚。水中火發。雖非陰火。亦可畏也。故先用白虎退熱。俟其瘧勢外衰。後逼于腎。而陰精與之相持。乃為寒。設不知壯水之主。以急救其陰。十數發後陰精竭矣。此伏邪自發之温瘧與温病之重感於寒而瘧者。似异而實同。要皆不越少陰也。

温毒 附陰陽毒辨似

冬時温暖。人感乖戾之氣。至春始發。更遇天道驟熱。遂变温毒。其候最重。伏毒与時熱交併。表裡俱熱。故其脈浮沉俱盛。至冬温。誤用辛熱。之毒不得外解。陷入于裡。亦有此症。其症心下煩悶。嘔逆咳嗽。甚則面赤。身体俱赤。狂乱躁渴。咽喉腫痛。狂言下利。發斑。治宜大解熱毒為主。若斑如錦紋。身熱煩躁。而無燥結者。黃連解毒湯 若躁悶狂亂。而無汗者。三黃石羔湯 胃熱者。有汗煩渴而發斑。人參化斑湯。即白虎加人參。譫語不得眠。白虎湯合黃連解毒 斑不透。犀角大青湯 斑透熱不止。本方去升麻黃芩加人參生地柴胡 發斑熱毒勢甚。咽痛。心煩。狂亂。犀角元參湯 雖大便不通。勿用下藥。斑色紫者為危候。黃連解毒合犀角地黃湯 若斑色紫。黑而頻下坑爛。脈虛小而自利者不治。有陽熱亢極。而成陽毒者。其症壯熱狂亂。口唾膿血。舌卷焦黑。鼻煤。咽腫。妄言詈罵。身生錦紋。下利黃赤。六脈洪大而數。金匱云。陽毒之為病。面赤斑斑如錦紋。咽喉痛。吐膿血。五日可治。七日不可治。升麻鱉甲湯主之。盡熱勢盛。毒不能化者。（活人陽毒升麻湯。其餘隨症酌用）有餘熱亢極而成疹毒也。仲景云。陰毒之為病。面目青。身痛如被杖。咽喉痛。五日可治。七日不可治。升麻鱉甲湯去雄黃蜀椒主之。活人用原方加桂枝。名陰毒甘艸湯。趙以德曰。按古方書。謂陽毒者。陽氣獨盛。陰氣暴衰。內外皆陽。故成陽毒。陰氣獨盛。陽氣暴衰。內外皆陰。故成陰毒。陽毒治以寒涼。陰毒治以溫熱。如冰炭之異。

伍仲景以一方治之乎。其曰陰毒去雄黃蜀椒。則反去其溫熱者矣。則知仲景之論。言此皆熱毒傷于陰陽二經也。在陽絡則現面赤等症。在陰絡則現面青等症。非陰陽水火動靜之本象乎。其曰七日不可治者。至是而津氣血液皆為消滅。非若傷寒之猶得再經也。此人遂以陰寒極盛之症參入仲景症中。云陰寒極盛者。或內傷冷物。或過服寒藥。或房事着寒。內先伏陰。復加外寒。積寒伏于下。微陽消于上。遂至陰盛格陽。陽之氣上脫。五六日後。

額上冷汗。腹痛呃逆。四肢厥冷。爪甲青。胸前手背。發出淡紅小斑。甚而青黑斑。口鼻灰色。舌黑囊縮。或反煩熱。躁渴。其脈沉細而遲。或伏而不出。或疾至七八至以上。不可數計。急用葱餅于臍上熨之。或隨用附子散。合三白人參湯。四逆湯。大劑以溫之。熨之。手足不暖者。不治。凡此皆內外俱冷。固亦名為陰毒。然終非仲景所言感天地之惡毒異氣。入于陰經所中之陰毒也。王道安。劉守真。論之極詳。且析今亦辨之于後。以為疑似之判。

熱病

交夏至後○夫暑月令○相火用事○人多發熱身疼○不惡寒○但惡熱○而大渴者○為熱病○傷寒例云○凡傷寒而成溫熱者○先夏至日為溫病○後夏至日為熱病○蓋久伏之邪○隨時氣之暑熱而鬱發也○邪非外來○故不惡寒○熱自內發○故煩渴引飲○其邪既鬱為熱○不宜辛溫發汗○蓋怫鬱自內達外○熱鬱腠理之時○即或先見表症○不用辛涼解散○則邪氣不得外泄○遂还裡而成攻症○非如傷寒之從表而始也○夫熱病之脈○

多在肌肉之分○而不甚浮○右手反盛于左○由怫鬱在内故也○熱病之發○伏邪乘天暑汗泄○從包絡三焦一齊發出○三陽經云○三陽合病○腹滿身重○難以轉側○口不仁而面垢○譫語遺尿○發汗則譫語○下之則額上生汗○手足逆冷○若自汗者○白虎湯主之○此雖言三陽合病○而實熱病兼見暍病也○按長沙所主白虎加人參○八症皆主熱病○煩渴而裡大熱○蓋伏邪自内出外○本非暴感○故不可發汗○又熱蒸于外○内邪不實○又不可下○均宜白虎湯、竹叶石羔、黃連解毒湯三方選用○若大渴煩燥○背惡寒○脈洪者○用白虎合黃連解毒湯

衄血加生地丹皮，益氣喘者加花粉蔞仁厚朴

惡熱。煩悶。腹滿。舌胎黃黑。五六日不便者。雙解合三承氣湯酌用　脈弦緊。而重感寒邪表症。宜于天水散中加葛根葱白香豉石羔之類。其性多寒。不礙發散也。若邪在半表半裡。古法用小柴胡今人俱用雙解散去麻黃加柴胡其功尤捷脈弱者加人參　至涼藥亦足能發汗者。益元散加薄荷葱豉俱能發汗

大抵熱鬱之氣。其病多發于三陽。若發于三陰。其邪難治。其脈或沉細微弱。或虛大無力。皆為脈不應病。必死之症。然發於三陰。其有以所因。或冷食傷脾。或恣欲傷腎。皆正氣虧。先傷。然熱毒乘虛而發。辛甘則助邪滋熾。苦寒則真元消亡。

故曰必死○按靈樞熱病曰○熱病七八日○脈微小○病者溲血○口中乾○
一日半而死○脈代者一日死○熱病已得汗○脈尚躁○喘且復熱○喘甚
者死○熱病不知所痛○耳聾不能自收○口乾○陽熱甚○陰頗有寒
者熱在髓者也○死不可治○熱病汗出而脈尚躁甚○此陰脈之極也○死
其得汗而脈靜者生○熱病脈尚盛躁而不得汗者○此陽脈之極也
死○脈盛躁得汗靜者生○汗不出○大顴發赤○噦者死○泄而腹滿
甚者死○目不明○熱不已者死○老人嬰兒熱而腹滿者死○汗不
出○嘔下血者死○舌本爛○熱不已者死○欬而衄○汗不出○出不至足者

死。髓熱者死。熱而痙者。齒噤齘而死。

中暑

夏月暑濕交蒸。人多中暑。病與熱病相似。首宜以脈辨之。夫熱病之脈必盛。中暑之脈必虛。蓋寒傷形而不傷氣。所以脈盛。暑傷氣而不傷形。所以脈虛。然又有弦細芤遲之脈。何也。夫暑必多汗。多汗脈必虛。守真曰熱為陽中之至陽。傷氣。汗出。脈必虛弱。若汗出當風。閉其汗孔。風與汗濕。留泊肌腠。脈故弦細。或表虛仍自汗出。脈故芤遲。統而言之。則皆虛也。勿以浮大之脈混入暑病。然古以靜而得之為中暑。為陽中之陰。為暑傷陰症。動而得之為中熱。即為中暍。為熱傷陽症。仲景云。太陽中熱。暍是也。然亦有陽明症。其人大汗出。微惡寒發熱。小便淋瀝黃赤者。為太陽。若面赤汗出。煩渴喘急。甚燥。或泄或嘔者。為陽明。脈必洪大。重者昏憒。但息粗息重。異于熱病。再在太陽者。五苓散減桂加香茹。在陽明者。消暑丸。若內外皆熱。昏憒困倦。指頭微寒者。五苓合益元散。若手足搐搦者。名曰暑風。香茹飲加羌活防風。嘔吐。加藿香陳皮。小便不利。加茯苓豬苓滑石澤瀉。有痰。加半夏生薑。

口渴。去半夏加花粉瀉利不止。加重白朮搐筋。加木瓜若熱病兼喝者。用白虎湯若勞役熾灼而病。頭角額痛。發熱大渴。脈洪汗泄者。地漿水益氣蒼朮白虎湯老人不宜用寒者。竹葉石膏湯稍加熟附溫服之老年陰虛多火。不可用溫者。白虎加人參竹叶爲主內經云。因於暑汗。煩則喘喝。靜則多言。此心包症也。然亦多兼入脾。及他臟者。入脾則昏憒。入肝則眩暈。入肺則喘滿。入腎則消渴。乃鬱蒸之氣。傷人元氣。精虧者。自中之。脈來虛細。重者伏匿。此熱傷陰氣。禁用溫藥表散。宜清暑益氣湯若果脈緊畏寒。是表邪者。亦不得純用

表藥。宜消暑十全散 若脾氣虛。汗多而惡寒。十味香薷飲 若暑熱之時過傷
飲食。泄吐霍亂。六和湯 伏暑霍亂。腹痛泄瀉。身熱手足冷者。五苓散下
丹 來後脾胃虛損之人。上焦之氣不足。暑濕之氣鬱蒸。四肢困倦。
昏昏嗜臥。頭重而悶。早晚寒慄。日高大熱。乃陰陽氣血俱不
足也。四肢熱者為陰虛蒸熱。四肢冷者為陽虛寒厥。清暑益氣湯及清燥湯
選用 善風犯汗孔。身重体麻。小便黃澁。此風鬱汗濕與暑相搏
也。六一散加葱豉。並驚加辰砂末。小便數合五苓或去桂並茵服。探吐令汗出則愈 損之脾胃或大虛元
氣不足者。補益中氣以清解。補中益氣去升麻加麥冬五味。茯苓澤瀉川連黃柏之類 倘人

血脈弦。氣口脈大。咳嗽。鼻流清涕。額與眉棱骨痛。（耳內）選奇湯。冷
水淋浴。水乃皮膚中。身熱疼痛。而脈微弱者。一物瓜蒂。于無
風處吐之。汗出而愈。患人以五苓加葱豉，亦可探吐之。若恣啖瓜
菓生冷。致脾胃受濕而腹痛嘔瀉。水穀不分。脈來沉緊者為
內傷寒而病。宜大順散。若陽氣素虛。膏粱與冰菓雜進。恣意
房帷。至周身陽氣不得伸越。脈沉細弦遲。面垢如塵。厥逆霍
亂者。宜冷香飲子。若吐汗喘促。吐利並作。脈見微細欲絕。或虛
浮弦數者。此為暑病。非漿水散不救。若浴臥當風。坐臥濕地而

病者宜以温散法治之至於暑熱為病惟有清心利小便。解暑補真氣而已。不得輕用熱藥也。又暑風卒倒。此為熱氣湧痰壅塞心包。切不可用冷。得冷則死。急以熱土熨臍中。使人更溺于臍腹。并打姜蒜絞汁灌之。立甦。

濕温

其人素有脾濕。復傷于暑。暑濕相搏。係入太陰。即曰濕温。以太陰主濕。名暑而入其中也。其病兩脛逆冷。而腹滿。溼渇暑而兼其寒也。肢胸頭目痛。苦妄言壯熱多汗。暑

濕濕而彩受熱也濕傷于血脉必小急暑傷于氣脉必濡
弱羅謙甫云濡弱見于陽部濕氣搏暑也小急見于陰
部暑氣蒸濕也病在太陰陽明二經不可發汗汗之則變
重暍而死宜分解兩經混合之邪（用白虎湯加蒼术如君寒熱交本方加桂支）如濕氣
勝一身盡痛發黃小便不利者此熱入陰分故足冷脉弱也
（五苓散加茵陳）若內挾冷食（五苓散去豬苓澤瀉加甘草干姜）若夜日而見中寒
厥冷者必小便清白知其裡無熱素方可用溫法如小便赤
澁而少即是濕溫不宜用溫法即如厥陰熱厥亦可啓害

脉伏而用竹葉石膏者与此不異。正内經所謂亢則害。承乃制。太極反兼勝己之化也。大凡陰病厥冷兩臂厥冷皆若脛冷臂不冷則非下厥上行。故知非陽微寒厥而合用去湿法也。

中湿

春夏湿令大行人感其氣。一身盡重而痛。脉来沉緩。小便利。大便反快。此名中湿。以其人素有蘊湿。又感湿令。故有是症。治以淡滲為主。宜五苓散加減　湿家身疼煩。可与麻黄加术湯微汗之濕熱內鬱。則頭汗身黃。宜茵陳蒿湯合五苓散然非內之實熱發黃。不可用下藥。即茵陳湯之用大黃。不過藉以導熱利濕。非瀉下也。濕家但頭汗出。項背強。欲得被覆向火。胸滿小便不利。舌上如胎者。此丹田有熱。胸中有寒也。宜黃連湯和解之若誤下。寒濕則嚨額上汗出微喘。小便利者死。陰陽上下俱脫也。又下之額上汗出而喘。小便反秘者亦死。經云關格不通不得尿。頭無汗者可治。有汗者死。若頭汗而小便如常。手足自溫者。陽氣雖逆。陰氣猶不至於暴脫。白术附子湯救之若下之利不止。而無汗出喘逆。陰氣下竭。亦死也。濕家而疼痛。不可發汗。汗〻之則痙。按之此為濕脈沉細者言〻也。前云身疼煩。可與麻黃加朮湯微汗者。是治暴感寒濕陽氣未傷脈見浮緊。故宜開泄。若陽虛者。衛氣先虧肌腠不固。復汗傷營勢必內擾肝木而生虛風。所以戒汗也。又身疼發熱面黃脈大。能飲食者。因濁濕上干清道。而見頭痛鼻塞。不必以湯藥治。以腸胃納藥鼻中則愈矣。更有上盛之濕。下先受〻之濕。濡瀉之濕。大筋軟短。小筋弛長之濕。因氣為腫〻濕。此為五痹諸濕。種〻不同。

風濕

若傷濕身疼。而後傷風。此謂之風濕。經云。風濕相搏。一身盡疼。發熱而腫。惡風不欲去衣。額上微汗出。大便难小便利。日晡熱劇。此名風濕。此病傷于汗出當風。或久傷取冷所致。法當微汗而解。可与麻黄杏仁薏苡甘草湯。不可大汗。大汗則風去濕存也。若自汗者。去麻黄加桂支羌活。脉浮身重。汗出惡風。防已黄芪湯。其脉虛浮而濇。不嘔不渴者。桂枝附子湯。若内不渴。外不熱小便自秘津液不足也○白术附子湯分三服使术附並走皮中逐水氣○若小便不利○惡風不欲去衣身微腫者○甘草附子湯○風濕相搏身痛自汗頭重鼻塞○而脈浮者○羌活勝濕湯○小便不利而微熱者○五苓及黃芪建中湯酌用○又有中於濕而合風寒異氣者○宜除風濕羌活湯微汗之○若太陽病○失汗而發身黃發熱者○先與麻黃連翹赤小豆湯後與梔子柏皮湯○大凡濕氣薰蒸中于脾胃○謂之中濕○脈必沉緩○治之以燥勝濕○兼利小便○若風濕鬱閉膀胱與胃受之○謂之風濕○脈必浮濇○治之以風勝濕○兼取微汗○此大法也○喻嘉言

曰○風則上先受之○濕則下先受之○俱從太陽膀胱經而入○風傷其衛○濕流關節○風邪從陽而親上○濕邪從陰而親下○風邪無形而居外○濕邪有形而居內○上下內外○邪相搏擊故顯汗出惡風發熱短氣骨節疼痛身重而腫○固宜汗解○第與常法不同○用麻黃湯必加白朮○米仁以去其濕○用桂枝湯必去白芍加白朮○甚者加附子以溫其經○貴乎徐不貴乎驟也○若風濕相持而夾陽虛者○即不可汗○只宜以辛熱壯氣之法扶陽逐濕而已○經曰濕上盛為熱○此下

受之濕。襲入三焦胸背頭面之間。從上焦之陽而變為濕熱也。至小便必不利。以既上之濕。難於下趨。故云治濕不利小便。非其治也。更有一種燥症。反似濕痹者。脈來细濇而微。此陰血為大熱所傷。不能營養百脈所致。其人必形瘦色赤。慎勿誤用風藥。宜甘寒滋潤補血養陰。兼連柏以堅之。

濕熱

傷寒之兼濕熱者甚多。惜乎未有講而明之者。丹溪大闡濕熱法门。然皆論外淫之濕。而未及本身之濕熱也。觀仲景痞論中。則治本身中濕熱之方俱在。祇惜世人道破。蓋不經攻下而痞者。皆由其人素多痰濕。因外邪觸動。所以逆上而滿。故特立瀉心法。止以袪逆上之諸濕也。羅謙甫云。瀉心方取治濕熱最當。惟于乾姜宜斟酌。恐反助濕熱為患。炮時須以川連汁淬之。此標本兼得之制也。又有脾濕肺燥之人。陰火易升。則咽痛作咳。宜用貝母之潤。以易半夏之燥。用煨姜之柔。以易干姜之僭。

更加姜汁竹瀝以行其滯。此在臨症之權宜耳。又胸中寒
丹田熱者。黄連湯合小陷胸並必兼理痰氣為要。至於停（黄連湯合小陷胸湯理中湯参用）
食感冒痰濕內盛。氣道阻碍。津液固結。三四日便見當
胸逆滿。氣道阻碍。舌苔芒刺。喘脹悶亂者。速與涼膈散
下痰。（涼膈散加葶藶甘遂芥子姜汁竹瀝下奪之遲則脹死）下痰熱退氣平。脹減小
者易治。如不退者。（與小陷胸湯加竹瀝姜汁）倘熱勢反盛。氣愈上逆。脹
仍強塞蹊亂者。為濕熱內潰。必不可救。蓋強則胃氣已竭
實則邪氣益張也。老人尤為不宜。必得軟大柔和差。

堪調理。今見粗工遇此。徒用理氣消尅之。如陰霾四塞。六合皆昏。治何及乎。應用諸方。詳在醫歸濕熱門中。

内傷

江應宿曰。大江以南。温煖之地。病正傷寒者。十無一二。傷寒客内傷者。十有八九。故丹溪主乎温散。皆以温養而兼發散之法。實本内經。成敗倚伏生于動。動而不息。則變作。及。風雨寒暑。不得虚。邪不能獨傷人之旨也。蓋必煩勞不已。内傷於氣。然後外邪得入。因另立一門。以備參考云。春温長夏之時最多其症與外感相似但發熱頭痛畏寒惟門隙中賊風最忌○若在大風處○反不忌也○畏寒得暖則解○寒熱間作而不齊○出言懶怯○口淡無味○腹中不和○手心大熱○而手背不熱○兩腸俱熱○蓋內傷自內達表○先少陽也○外感自表入裡○先太陽也○然溫熱亦自內達表○先見少陽症者○但不頭面目舌俱赤○喘粗氣盛○不似內傷之面目萎黃○唇口淡白○氣短力怯也○內傷氣口脈虛大○外感人迎脈緊盛○溫熱則氣口脈洪盛為異耳○若內傷兼外感○則人迎緊盛而氣

口虛大渴○熱惡寒○頭痛自汗○五心煩熱○徧身疼痛○宜補中益氣湯加桂支無汗加羌活陽氣不得下通而足冷者去升麻加葛根再少加附子羌活外感多於內傷者○黃芪建中湯重加羌活若顱脹目痛眉稜角痛加葱白豉汗之若兼飲食停滯則人迎氣口俱緊盛而滑實○嘔逆陽上痛○治宜先撤外邪兼以溫氣豁痰後用消導慎不可用峻利又有負重作勞內傷飲食○外感風寒○且素多蓄血者○壯熱身痛○胸脇痞滿○六脈洪盛○按之無力○或弦緊急强○嘔逆不食○或泄利○或便秘○解表則正氣益衰○溫補則助邪反盛○並宜五積散加減但有食積瘀傷胃脘結滯切不可用白朮宜加桃仁當歸等

藥大便六七日不行者大柴胡湯微利之少腹痛而小便利者為下焦蓄血也○心下黑物而安○桃仁承氣湯及代抵當丸大凡外感重而內傷輕○者則治外感亦宜輕劑小劑○及姜棗和中○頻頻與服○不得大動正氣○如外感輕而內傷重者○則全以內傷為主○加入達表藥二三味○熱脹以助藥勢○則外邪自散也○設以頭暈發熱○認為太陽症○誤表其汗○則危殆立至矣○再或誤認傷寒而絕其食○已虛益虛○必至不救○矣外感之邪○與正氣交爭○必至神志昏亂○內傷之症○正氣本虛○必至神識清明○乃至口不能言○虛

心不說也○

脚氣

至于脚氣為病○亦令人頭痛發熱○肢節疼煩○甚則嘔逆便秘○又似傷寒○亦不可不辨○蓋其初起時○必脚膝热腫○或屈伸不能動移為異耳○又寒濕濕热之不同○兩脛焮赤○腫而热者○為濕热○兩脛黃白○腫而冷者○為寒濕○又有風寒濕热之異○如脈浮為風○緊為寒○濡為濕○数為热○總之風寒為標○濕热為本○靈樞云○身半已上者○風中之也○身半已下者○濕中之也○

由于腎水虛憊○風濕之氣乘虛而襲○因召此症○婦人患此○必因胞絡血海空虛○邪乘七情而至○蓋包絡系腎○与男子之腎虛同類也○治法當有氣血之分○而兼用開鬱則一○着人概以○小續命湯加減主治如左○濶脉浮○起于風○去麻黄附子人参○加羌活獨活○沉遲或緊○起于寒○去麻黄人参加姜汁○脉數有力○起于熱○去麻黄附子人参○加黄芪黄柏羌活独活○脉沉遲弱○起于濕○去麻黄人参○加胆艸木瓜○脚腫者○加木瓜檳榔○大便实者○加大黄○或用東垣羌活導滯湯亦妙○

然其症○始則受濕○復挾風寒暑氣而成○初起不覺○因他病而發○不專主在一經一氣○悉屬乘虛而來○切勿以麻黃輕試○即使風能勝濕○亦須以羌活替代之○尤忌溫補○及用葯湯熏洗○

霍亂 乾霍乱附後

霍乱一症○仲景与傷寒並類○觀其所言○傷寒四五日○至陰經上○轉入陰○必利○本嘔下利者○不治○則知霍乱不可輕治也○蓋傷寒吐利○与霍乱不同○傷寒吐利○為邪氣所傷○雖吐利而不撩乱○霍乱吐利○是飲食所傷○必路擾撩乱也○又有內外不和○加

一苓散
泽泻 猪苓 茯苓
朮 阿膠 滑石
理中湯
人参 白朮 乾姜
子
大建中湯
麦冬 半夏
红参 茯苓 白朮
朮

之頭痛發熱吐利。是霍乱而兼傷寒也。此症多屬脾胃。亦主肝腎。有陰阳寒熱之分。凡冬月外感寒邪內傷冷物鬱遏停滞不化。嘔逆泄瀉。脉沉伏而細者。屬太陰。理中湯主之。臍上有築築動氣者去朮加苓桂。厥逆惡寒加附子。脉多沉而轉筋煩燥發熱者。當作熱治。大抵霍乱。有一毫口渴轉筋者。即係熱症。惟四肢厥冷。下利清穀。惡寒不渴者。方為寒症也。誤治則為害不小。熱多而渴者。五苓散。寒多不渴者。理中湯。渴不能飲。小便不利者。五苓理中合用。若吐利。心腹卒痛者。為寒食內結。大建中湯。嘔逆腹痛下利而

蒸熱頭痛者○為風氣內薄○（小建中湯）轉筋反戾○為風木行
脾○（平胃散加木瓜）憎寒壯熱○頭痛眩暈○為風痰挾攻○（藿香正氣散）嘔逆○
頭疼身熱○背惡寒○煩燥面垢○而齒燥者○為風暑內薄○（消暑
十全散）○腹痛吐瀉○寒熱如瘧○為暑食相兼○（十味香茹飲入和湯加減）及煩渴
引飲吐逆下利○為暑熱留滯○（五苓散合益元）夏秋因伏暑而至者○
六脈多沉○手足雖冷○不可用熱藥○又有吐利之後○並伏于
內○外則冰冷○六脈沉細欲絕○湯藥不下○或蒸嘔逆者○此火
氣上奔也○勿悞認陰症○而投溫藥○當驗其口渴○以凉水与之○

後用香茹飲加黄麦冬通草薷葯其脉漸復生者生○凡冒暑之霍乱吐利○以治暑利水為主○辟暑之乱霍吐利○以和中温胃為主○不可不辨也○又如欲吐不吐○欲利不利○上下不通○腹滿痛而頭疼發熱者○桂支大黄湯此名乾霍乱多死○乃邪氣壅塞○上下痞隔也○急宜用探吐法○若舌卷陽縮入腹者○不治○霍乱為胃氣反逆○非傷寒温熱之比○誤禁穀氣亦死○

內癰

傷寒邪熱不散○游溢經絡○出入臟腑○熱氣所過○則為癰

膿○又厥逆脉數○其热不罷者○此為熱氣有餘○必發癰膿○蓋邪热游溢經絡○則發外毒入去藏府○則發內癰急宜消散○遲則膿成難愈○經曰○火尅西方金○法當癰膿○其症欬而喘滿○咽燥不渴○多唾濁沫○時時振寒○熱之所過○血○為凝滞○蓄結癰膿○吐如米粥○始萌可救○膿成則死○又云欬逆上氣○時時吐濁○坐不得眠○皂莢丸主之 欬而胸滿○振寒脉數○咽○不渴時吐濁沫腥臭○久久吐膿如米粥者○桔梗湯主之 肺癰不得臥○葶藶大棗瀉肺湯主之 又肺癰胸滿脹○一身面目浮腫○鼻塞清涕出、○

不聞香臭○欬逆遺尿○喘鳴迫塞○（先服小青龍一劑後進葶藶大棗瀉肺湯三日一服至三四劑）大抵初起時○切忌保肺溫補則助邪成膿也○所以宗人十六味桔梗湯○葶藶米仁瀉肺湯○皆可用○潰後膿盡○（方可用異功生脈加炙芪等飲之）排膿法○宜用金鯉湯○以活鯉魚一尾○重四五兩者○去腸○入川貝末一錢在腹○白色童便一碗○隔水頓熱○去鱗骨○作二三次○併汁食之○七日當效○此方孕婦尤宜○又肺癰初起○（以陳芥菜汁吐之亦效）其脈初起○忌大數○潰後忌短濇○脈來緩滑○面白者生○急疾面赤者死○脈忽大忽小者亦死○痿軟如

平人者死○忽然屈伸女死○真氣敗也○面色或黑或赤者死○
声啞啞者死○性躁急○求速愈者不治○ 若胃脘隱痛○手不
可近○右關沉細○人迎逆而盛者○胃脘癰也○馬仲化曰○胃為
水穀之海○其經多氣多血○右關宜洪盛○而反沉細○則知
胃氣已逆○人迎胃口穴名○其脉見于左寸○令人迎甚盛○則
知熱聚胃口而不行耳○經曰○聚熱於胃口而不行○胃脘為
癰○胃脘屬陽明○經陽明氣逆則嘔○故膿不自歛○出而從嘔
出○是膿之瘀濁○熏蒸穀氣○故嘔○若膿出○則嘔自愈○夫癰

之在胃脘上口者則然。若迫乎中。在腸之下者。膿則不從嘔出。而從大便出矣。所以令人概用涼法。以涼腸散為主治之 若膿血自上而吐者。當用射干湯 深得其旨也。孫真人曰。腸癰為病。小腹重。強按之則痛。小便如淋。時時汗出。惡寒。身膚甲錯。腹皮急。腫脹。大轉側有水声。此膿已成。或繞臍生瘡。或膿從臍出。或從大便而下。皆飲食不節所致。無論已成未成。俱用大黃牡丹湯加犀角急服之 小便痛而腫滿。不食。小便不利。膿壅滞也。用米仁牡丹桃仁蔞仁煎服以排之 若膿自大便出。為直腸癰。易治。從臍中出者。為盤腸癰難治。經云。腸癰為病不可驚。驚則腸斷而死。故患此者。坐臥轉側皆宜徐緩。時少飲米粥。保其元氣。（宜保元湯）準繩云。腸癰初起。發熱惡寒。腹中疼痛。人不識。誤作脹治。至毒攻內臟。煩躁。口渴。時時驚悸。陰器腐爛臭敗。無膿。每流污水。不可治也。直至將死。大下膿血。方知是癰。已無及矣。

赤腸

赤腸者。胸腸赤而疼痛。發熱。或頭疼。體痛。或胸腸發泡而腫〻是少陽風熱〇非傷寒也〇宜荊防敗毒散去參加芩連犀角紫荊皮若表症已退〇大便燥結〇宜涼膈散若在半表半裡〇合小柴胡去參加枳桔以稜針刺腫處〇出血以瀉熱毒〇則易愈〇

黄耳

黄耳者〇耳中策〻痛〇而耳輪黄〇風入于腎也〇卒然变惡寒蕤起〇脊強背直〇如痓狀〇此屬太陽〇類傷寒也〇〇宜荊防敗毒散〇去參〇甚則小續命湯去附子〇加白附〇蔓荊子姜蚕天麻〇更以苦參〇或骨碎補磨水滴耳中良〻〇

五積散
白芷 陳皮 朴
當归 川芎
芍药 茯苓
桔梗 蒼术
枳壳 半夏
麻黄 干姜
肉桂 甘草 姜葱

夾食

凡時症多有夾食者。若傷脾則氣口之脉濇滯不調。傷胃則滑實流利。亦有遲滑及促。甚若在上脘。并人迎亦滑甚。若已归大腸。則氣口脈大而浮。按之必濇也。故胸膈痞悶。嘔逆氣粗。脈来滑盛者。8冬時以五積調中湯為主。餘时以芎苏散。正氣散為主。中有二陳使痰食永無留滞之患。喘滿加厚朴杏仁二味。若解表中混用消導。必因邪入内而成結胸下利等症。

然又不可純用升散表藥。恐宿食上逆。而又成膜脹不通
矣。必于解表中兼理氣豁痰。使之流動。俟表邪既散。
然後専力治內。庶無引賊破家之患。若四五日。脉来滑
數。胸前尤甚者。宿食蒸熱也。調中飲加減。若人元氣素虛。
堅鞕之物。固結中宮。胃陽不得下通。身熱足冷。腸滿煩
躁者。用五積散去麻。頭痛者。陽邪上鬱也。甘草干姜湯加葱豉。以通其
陽。腹痛者。陰氣下結也。枳實理中湯加附子。以通其陰。若已曾
消導。反自利厥逆。痞滿者。太過也。桂支人參湯。若因誤下。

熱邪內陷○脹滿壯熱者○（小陷胸合枳實理中丸）若誤汗傷血○小便秘澀者○（枳實理中加歸芍　或真武加當歸）秘旨云○陰虛之人傷寒而更兼傷食者○為不治之候○所以昔人罕有治法○余嘗以小建中湯用肉桂酒製生白芍以溫其中○厚朴汁製甘草以散其滯○加枳殼桔梗砂仁以行其氣○熱退○以八味丸去附桂○減地黃○加沉香砂仁調理而安○後以中氣虛而兼感冒停食者○則以補中益氣湯○用桂枝湯製黃芪以調其營○砂仁汁製甘草以行其滯○枳實汁製生白术以消其滿○熱服微汗

為效。惟氣口脈大。而按之濇滯。或浮取小濇。而久按有力者。大便六七日不行。臍下按之痛。此為大腸氣鬱而脈滯也。（可用承氣下之）下之不效者。必助胃氣以除宿垢。（宜黃芩湯主之）溫熱夾食。以涼膈散加消導最妙。

夾痰

夫夾痰與夾食相似。更宜審諦。蓋痰者津液之化。由風傷肺。濕傷脾。肺氣不清。脾氣凝濁而成。其夾之者。必嘔逆眩暈。但外感風痰。必寸口脈滑。發熱頭痛。咳嗽自汗。（宜金沸艸散及芎苏散温热夹痰。右关脉滑盛。痞闷声鼾。宜凉膈及双解内伤夹痰。则气口脉滑而濡。咳吐涎饮。宜二陈加生枳术。虚人六君加香砂。苍白术之性熟则补脾而能腻膈生别豁痰散血燥湿利水。人多不知也。凡人中脘有痰饮。亦令憎寒发热恶风自汗。睛微定。眼胞上下如煤炭色。其脉右关濡滑。左手和平。或寸口伏匿。隐隐头痛。俱宜小柴胡去参加茯苓橘皮或二陈加引经药要以分寻出路为主至于痰迷心窍。如祟者。与伤寒阳明发狂相似。但口中时吐涎沫。胸腹按之不痛为异耳。宜加味导痰汤加减此皆支飲症〻与傷寒相関者。餘詳本門。

支水

支水之水。即肺〻液也。風寒傷人皮毛。肺先受〻。肺為金。金生水。肺既受傷。不能以至津液。至臍停留心下。遂至〻喘咳乾嘔發熱之症。必令作汗以泄之。故有小青龍湯一方。用麻黄細辛以開發皮腠。併滌肺經停留之液。使之皆從汗出也。始失於治。藥所不勝。傳至少陽。則發為心下痞。脇下痛。乾嘔短氣。宜用十棗法攻逐之。又失治。木復傳土而漬入胃。

則成協熱下利。若水在少陽。不傳入胃。則滲溢經絡。藏府無邪。惟腰以下重。足脛浮腫。小便不利者。重則牡蠣澤瀉散，輕則五苓散加防己主之若四肢沉重疼痛。自下利者。此為少陰水氣。或咳或嘔。乃腎虛不能制水也。真武湯主之。

夾血

傷寒之夾血者不少。而夾血與畜血不同。其人本是內傷跌朴。停經血瘕。及暴怒傷肝。皆是瘀積。因病發動痼疾。認之夾血。必有痛處。定而不移。又有跌朴所傷。一時不覺數日後寒熱乃作，有似傷寒。脉宜堅弦大，忌細濇。脇與少腹痛不可按，甚至昏迷，乃瘀血上衝所致也。大便或秘或黑。輕則香殼散，重則代抵當丸，或桃仁承氣湯加甲末一錢最破瘀積。寒熱更加柴胡、當歸。在經絡者當歸活血湯。在胃口者犀角地黃湯加酒大黃。若更寒食停滯，枳實理中湯，重則加乾漆灰二三分，輕則加姜汁炒查肉。若兼感風寒表症，必先治表，然後治血，宜桂支湯、芎蘇散，甚則加元胡、蓬朮，并加香附、桂心。不得用青龍等方，亦不用寒涼止血。若嘔瀉之血，其色紅紫而散者可治；色如敗衃而凝結成塊，多兼

血水○此正氣已脫○邪不能留也○又下如污泥而粘膩不斷○臭秽异常○此津液已敗○与渴同下也不治○

夹氣

又有鬱氣相打之人○脱衣露作觸犯風寒○語之夹氣傷寒○令人但知理氣○不知亦有夹食夹血者其症發热恶寒○肌骨疼痛○肩腸脹悶○氣逆喘呼○落脹未得紧者則輕剂蘇散○恵以理氣寬胸○如局方香蘇散最宜○有食加枳殼厚朴有痰加半夏茯苓感寒而嗽加羌活桔梗傷热而嗽

加萎蕤薄荷。頭痛加川芎白芷。不正之氣加藿香。甚則芎蘇散主之。脈來弦緊或結伏。乃積血在内也。宜破血利氣。如香殼散之類。有食者。温中消導。（如正氣散調中散皆可）若但恚怒傷氣。（小柴胡去人參加橘皮枳殼）若脇下痛。為鬱怒傷肝。（當歸活血湯）少腹結痛。為瘀血積聚。（桃仁承氣或代抵當湯）又有暴怒抑鬱。不得發泄。形厥如屍。不語如瘖者。（沉香降氣散）大抵悶鬱之人。隨其所感之症施治。畢竟開鬱理氣而已。不可破純用破血消導藥也。

夾陰

又有房室不謹之後○感冒風寒○及恣意招涼觸犯風露○勞役傷精而病者○謂之夾陰○其症亦發熱頭痛○胸膈痞悶○若陰火上乘○則面赤足冷○蓋陽病必頭痛○陰病必足冷○內經所謂陽病者○上行極而下○陰病者○下行極而上也○以其真陽外○發故煩渴躁熱○以其真陽不能下通陰分○故足不熱○而陽道痿縮○按敫戲啟东云○治熱須辨真假○有真熱者○脈數有○力按之更實○燥而口渴○大便燥○小便赤澀或刺具○積發言壯○厲不欲近衣者是也○親乎表者○宜發散○親乎裡者○宜通泄○假

熱者、亦發熱惡寒、而足必不熱、脈大而虛。按之則弱、身多熾熱。而不煩不渴。或見虛狂。而須之即止。終不若高聲詈罵者也。經曰。寒熱有真假。治法有從逆。此之謂也。外編云。夾陰傷寒。乃太陽少陰二經。同時受病。較之純陰症倍危。在傷寒寒疫。猶或可治。若溫熱疫厲。百不一生。諺云。傷寒偏死下虛人。以其外極亢熱。內枉虛寒。溫經之法。萬不可施。以故必死。即傷寒夾陰。治之不得其宜。終亦必亟。每見庸工當此。用小柴胡和之。多致厥嘔呃逆而死者。以不勝黃芩之陰寒也。亦有見要是冷陽縮。用四逆湯溫之。多汗煩躁血溢而死者。以不勝附子之雄悍也。大約以小建中及黃芪建中湯主之秘旨云。脈來尺中遲弱無力。而是冷陽縮者。。于黃芪建中湯。內用附子生姜汁製入黃芪。以溫衛氣。用桂酒製入白芍。以調營血。如不效。改用人參汁製黃芪。麻黃細辛汁製甘草。以汗之。若尺中弦數而多。君火面赤。戴陽者。于小建中湯。內用人參汁製入甘草。以助胃氣。丹皮汁製入白芍。以降陰火。如不效。如連附汁製黃芪。及葱熨法。

若春夏感冒夾陰（通用黃芪建中湯加減）蓋陰虛人○雖患表邪兼○熱○其中必挾陰象○所以尺脈必不能實○足脛必不能溫○至於溫熱之○夾陰○多長沙復生亦難措手○惟暴感夾陰○方用上法治之○內經云○脈實滿○手足寒○頭熱○春秋則生○冬夏則死○可見夾陰傷寒○病于嚴冬○熱病夾陰○兼于盛夏者○皆真陽憊極○邪氣亢甚○多死也○若夏感冒夾陰○其人陽氣多○虛○春秋則無大寒傷犯○邪氣尚輕○猶可治也○

冒雨

至於途行遇雨則寒濕〻氣○先從汗孔○襲入背俞○况雨氣通于腎○多有發熱頭痛咳逆之症○解表○中必通少陰之經○而兼開發肺氣○故細辛羌活○在所必用○此所以首推神术湯為主○而又須合之時令寒暄○元氣盛衰○以為加減○若冒雨而更加以風○則風濕相搏○一身盡痛○○宜用除風濕羌活湯○或小建中去白芍加黃芪白术防風羌活濕襲陽明而發熱者○參桂术甘湯此症多在盛暑○亦惡寒凉○若遇嚴冬○可加麻桂○飢後用术○飽後用橘半○勞役傷氣○

而胃雨涉水。發熱喘咳者。宜補中益氣加細辛炮姜炭
若水寒之氣。傷肺而喘咳者。又可以小青龍加減如陽虛者。
宜麻黃加附子白朮是也。

溺水

若夫遭風溺水。最忌熱酒火烘。惟宜溫暖覆蓋。原其溺水
之時。心多驚恐。心腎受傷。即有熱發頭痛之症。解表中。
必兼通心腎。在冬月麻黃附子細辛湯。或小青龍加生
附子四五分。蓋麻黃發汗通心。附子溫經通腎。細辛通徹

表裡之邪。更宜苓半以開豁驚痰。若在夜月則麻附皆在禁例。。以五苓散加硃砂拌服一半。探吐取汗。再服一半。因驚則氣亂。故于去濕利水中加朱砂一味。若脉浮而表症多者。五苓合小柴胡各半貼和解之或合羌活勝濕湯微汗之至于暴怒悲號。投河躍井。即有表症當解。宜香苏散加川芎木香烏藥理其氣有傷者。加當歸桃仁桂支等

瘟疫

吴又可曰○瘟疫之邪○皆從口鼻而入○不在經絡○舍于伏脊之内○去表不遠○附胃亦近○乃表裏之分界○即内經所謂横連膜原者是也○本氣充滿邪不易入○虚者因而乘之○感之淺者有觸而發○感之深者○中而即病○始先陽氣即鬱伏○凜凜惡寒○甚則四肢厥逆○既而陽氣鬱發○中外皆熱○昏昏不爽○壯熱自汗○此邪伏于膜原○汗之熱不能解○必使伏邪已潰○表氣潛行于内○精氣自内達表○表裡相通○振慄大汗○邪方外

出。此名戰汗。当即身凉。若伏邪未盡。必復發熱。方歇變症。其症或從外解。或從内陷。更有表裡先後不同。有先表而後裡者。有先裡而後表者。有但表不裡者。有但裡不表者。有表而再表者。有裡而再裡者。有表勝于裡者。有裡勝于表者。有表裡分傳者。此為九傳。從外解者。或發斑戰汗自汗。從内陷者。胸膈痞悶。腹痛。燥結熱結。旁流協熱下利。或嘔惡譫語。舌胎或黄黑芒刺。当因症用治。疫脉不浮不沉而數。晝夜皆熱。日晡益甚。頭疼身痛。切忌辛温汗之。宜達原飲以透膜原之邪氣若見各經形症。加引各經藥。感之輕者。白胎亦薄。热亦不甚。脉亦不數。必從汗解。如不得汗。邪氣盤踞膜原也。只以本方与之感之重者。胎如積粉。服達原後。反從內陷。舌根先黃。漸至中央。此邪漸入胃也。前方加大黃下之若脈長而洪數。大汗而渴。此邪氣適離膜原。欲表未表也。宜白虎湯如舌上純黃色。兼見裡症。此邪已入胃也。宜承氣湯有二三日即離膜原者。有半月十日不傳者。有初得之四五日。淹淹攝攝。五六日後。陡然勢張者。元氣勝者毒易傳化。元氣薄者邪不易傳。如他病久鬱。積盛而不能化。安望其傳。不傳。則邪不去。淹纏日久。愈沉愈伏。因誤進參芪。愈壅愈固。不死不休也。凡因疫而發舊病者。但治其疫。而舊病自已。惟大勞大慾大病久病後。此為四損。正氣先虛。邪氣必陷。多不可救。瘟疫毒盛。傳變亦速。用藥不得不緊。設用緩劑必死。嘗見此病有二三日即死者。藥緩之故也。初起脈多數。未至洪大。不用達原。誤用白虎。不求破結。但思清熱。是揚湯止沸耳。至邪已入胃。不用承氣。

誤用白虎○徒伐胃氣○反抑邪熱○至脈不通行○因而細小○又陽證陽症陰脈○益不敢下○湯藥雜用○愈治愈危○當此之時○急投承氣○遲則必死○

瘟疫從無汗出法○蓋發汗之理○自內由中以達表○令裡氣結滯○陽氣不得敷布于外○即四肢未免厥逆○安能氣液蒸ゝ以達表○譬之水注○閉其後竅○則前孔不得涓滴○與疫發汗之義同也○凡見表裡分傳之症○宜承氣湯先通其裡○裡ゝ氣一通○不待發散○自汗而解○

瘟疫之下○不以數記○有是症○即用是藥○

不必中道生疑○但求見症之的耳○　瘟疫愈後脉症俱平○大便二三旬不行○時時作嘔○此為下膈○下不通必返于上也○宜調胃承氣熱服○宿垢頓除○嘔吐立止○切勿驟補○少与参芪○下焦復閉○嘔吐仍作也○

疫邪傳裡○遺熱下焦○小便不利○邪無輸泄○經氣鬱滯○其傳為疸○茵陳蒿湯此乃胃家遺熱○是以大黃為专功也○

瘟疫邪在胸膈○欲吐不吐○欲飲不飲○此邪氣与痰飲○結聚胸中也○宜瓜蒂散吐之

邪入血分○裡氣壅閉○非下之○斑不出○若大下之○中氣

不振。斑毒亦陷，則為危候。宜托裏舉斑湯 如斑毒隱伏。反見尋衣摸床。撮空脈微者。死 本方加人參 得補發不出者死。凡發斑。汗出不徹。而熱不退者。宜白虎 斑出不透。而熱不退者。宜托裏斑汗並行。而並不透者。白虎托裏二方合用 疫症失下，自利純臭水。晝夜十餘次，口燥舌裂者，熱結旁流也。去其宿垢即止。宜承氣湯

凡失下。以致邪熱愈盛。元神將脫。惡候並見。攻補難施。病至此。不下必死。○不得已用陶氏黃龍湯以祈萬一。即大承氣中加人參、甘草、當歸也。得效。下用生脈散

加生地、归身、白芍、知母、陈皮、甘草以調之。疫有首尾能食者。邪不在胃也。勿也絕其食。但不可多食耳。有愈後十數日不思食者。微邪在胃。正氣衰也。強食恐脹。慎之。有血液枯竭。無表裡症而大便不通。氣結不舒者。此為虛燥。宜導法。

凡陽症似陰者。溫熱傷寒瘟疫俱有之。其陰症似陽者。惟傷寒有之。瘟疫等無是症也。以小便之赤濇清白察之。萬不失一。

喻嘉言曰。瘟疫之發。每每盛于春夏。以暑濕熱三氣交蒸故也。蓋春主厥陰肝

木〻秋主陽明燥金〻冬主太陽寒水〻惟春分以後○至秋分以前○
少陽相火○少陰君火○太陰濕土○三氣合少○天本熱也○而益
以日之暑○日本烈也○而載以地之濕○三氣交動○時分時合○
其分也○不覺其苦○其合也○天之熱氣下○地之濕氣上○人在
是氣之中○無隙可避○故病之繁且苛○莫如夏月○以無
形之熱○蒸動有形之濕也○所以濕溫一症○此時最多○生於
瘟疫○則邪正混合○邪極勝○正極衰○斜眼之驚○若寒則傷
○胃溫補則助邪○如人中丸黃丸之類始為合法其傷寒之邪○先從身之背○

次乃身之前。後乃身之側。由外廓而入。瘟疫之邪。則直行中道。流布三焦。上焦為清陽。故清邪從之上入。下焦為濁陰。故濁邪從之下入。中焦為陰陽交界。凡清濁之邪。從此區分。甚者三焦相混。上行極而下。下行極而上。傷寒邪中外廓。故一表即散。疫邪行于中道。故表之不散。傷寒邪入胃府。則腹滿便堅。故可下。疫邪布滿中焦。散漫不收。下之復合。此與治傷寒表裡諸法有何涉哉。

按吳又可所論。是尋常所見之疫癘。喻嘉言所論。乃天地不正之氣釀成大疫。不可彼此膠執也。夫瘟疫症頗多端。豈可一律而論。大約傷于氣者頭項腫大。傷于血者肢體疙瘩。傷于胃者。則嘔汁。在血傷于腸。則水泄不通。入于藏。則不知人。不待藥救而斃矣。大法以症為則。無徒以脉為診。

凡疫症流行之際。小兒亦多傳染。以其筋骨柔脆。一染時疫。即驚搐發痙。誤作驚風必死。治稍遲延亦死。其治与大人彷彿。在于立方分兩之輕重耳。

夫疫利相兼。最為危候。疫者胃家事也。必從下解。利在大腸事也。大腸既病○傳送失職○糞尚不行○何能與胃戴毒而出○毒既不行○敗傷胃氣○耗氣摶血○盡絕而死○凡遇此症○治痢尤為緊要○宜檳榔順氣湯 夫妊娠時疫○宜用三承氣○不可遲慮○慎勿惑于參芪安胎之說○若應下之症○反用補劑安胎○热毒益熾○胎益不安○耗氣摶血○胞胎何賴○是以古人有懸鐘之喻○果腐而鐘未有不落者○惟急用承氣湯火毒清散○炎燔頓為清涼○氣回而胎自固○當此之症○大黃反為安胎之聖藥○歷治皆當○母子俱安○若腹痛腰疼○則不墮無疑○

須預言之○又婦人經水適斷○及崩漏產後○與男子不同○經水適來○邪不入胃○即入血海○胸膈無邪○勿以胃實法攻之○俟熱隨血下而愈○宜小柴胡加生地丹皮赤芍如結胸狀者○血因邪結○刺期門經水適斷○血室空虛○邪乘虛入○難治○宜柴胡養榮湯新產崩漏○一則衝任空○一則經氣虛○亦用此湯○若藥停不行○加生姜以和其性○中虛不運○加人參以助其行○更有中氣已虧○承氣下咽○額汗髮癢○厥冷戰慄○心煩如狂者○此微虛不勝藥力也○名藥煩○藥中重加生姜均二三次服凡感冒兼疫○

先治感冒。後治疫。

瘧疫相兼。治疫而瘧自已矣。

大頭瘟

大頭瘟者○天行之厲氣也○濕熱在高巔之上○必氣蒸多汗○初覺憎寒壯熱○体重○頭面腫甚○目不能開○上喘咽喉不利○舌乾口燥○不速治○十死八九○宜溥濟消毒飲大便堅者○加酒大黃一二[illegible]緩緩服○作喘化尤妙○若面額焮赤而腫○脈數大者○屬陽明○本方加石羔內實加大黃若發于耳之上下前後○并額角旁紅腫者○少陽也○本方加柴胡花粉便実亦加大黃若發于頭腦項下并耳後赤腫者○太陽也○荊防敗毒散去人參芩連節菴以普濟消毒飲○去人參升麻白芷元參藍

根馬勃殭蚕加入川芎羌活防風荊芥射干姜汁竹瀝名苓連清毒飲葯并而功同其用大黃必須酒製○如鳥在高巔○必射以取之也○

捻頸瘟

捻頸瘟者○喉痺失音○頸大腹脹○如蝦蟇者是也○以荊防敗毒散主之

瓜瓤瘟

瓜瓤瘟者○胸高脇起○嘔血如汁者是也○以生犀飲主之

生犀飲加減
犀尖末 川連末
蒼朮末
泔浸麻油炒

黃土半金汁半杯茶叶一撮便秘加大黃濕、加花粉。盡加鹽水拌入分。表熱去蒼朮黃土。加桂支。便膿血。倍黃土加黃柏。便滑。以人中黃代金汁。

楊梅瘟

楊梅瘟者。遍身紫塊。忽然發出黴瘡者是也。先刺塊出血。以清熱解毒湯下人中黃丸主之

疙瘩瘟

疙瘩瘟者。發塊如瘤。遍身流走。旦發夕死者是也。三稜針刺入委中三分。出血。人中黃散主之

絞腸瘟

絞腸瘟者。腸鳴乾嘔。水泄不通者是也。急用探吐之法。

宜用双解散吐法。以炒塩和滾湯飲之以指探吐。

軟脚瘟

軟脚瘟者。便清泄白。足腫難移者是也。与濕温症相類。不可輕下。宜蒼术白虎湯

字闈法

硃砂 拳陀僧 乾胭脂 三樣等分為末蝙蝠之血調點大人肉上即成血點

倘要人乳合即去

五色雞毛法

黑魚重四五斤一條去腸用硫黃入腹內放瓦罐內蓋好冬七日秋五日
取出斬碎將雞鵝喂二三日即天生五色

龜生綠毛法

將龜用生薑汁塗之背上將泥塗之為生

紅銅變白法

水銀 赤白礬 赤丹 各等用工研末以銅洗淨以前藥擦之

錫變紅銅法 膽礬 丹 白礬各等 共為末擦錫上然金色擦餘之則紅矣

温病近格一卷

〔清〕張峻豫輯録

清光緒二十一年（一八九五）張氏抄本

温病近格一卷

本書爲中醫温病學專著。張峻豫，字西亭，浙江語溪人，生平不詳。全書分爲兩個部分，前半部分爲總論，述及温病病源，以及脉色、舌苔、鼻息、唇齒、眼目、肌膚、耳門、胸腹、二便、斑疹、痘瘄、瘡瘍、厥逆等特殊診法和證候診斷，最後爲時序、變症、論治。後半部分爲温病專論三十六篇，即作者所言『賦温熱病，法古摹今，立論三十六章』，每篇冠以七言絶句述其大略，後附短篇予以闡發。學術推崇葉天士，旁及劉河間、張景岳、喻嘉言、吴又可、吴鞠通等，但亦有作者獨到之見識，尤其是有關温病診法和特殊證候的鑒别診斷，要言不煩，直批窾隙。

溫病近格

潘浮岐豫手錄

温病近格目錄

温病近格

病源

經曰冬傷於寒春必病温又曰夫熱病者皆傷寒之類也又曰凡傷寒而成温者先夏至日者為病温後夏至日者為病暑々當與温皆出（當汗）勿止蓋致温熱病皆傷寒之變症易名也仲景曰、發熱不惡寒而渴者温病也景岳（曰）傷寒瘟疫多起于冬不藏精及辛苦饑餓之人則邪氣乘虛易入而勞倦之流則受傷尤甚故大荒之後必有大疫正此謂歟蓋温熱之甚者即疫癘也故其病有傳染或一门長幼相似者或一鄉病之相類者致受病之源由感寒化熱為病古人謂鬱熱自内發近时葉氏曰邪自口鼻而入辨營衛氣血與傷寒同論治之法與傷寒大異總之法傷寒有傳經溫熱無傳經以此為辨故方敬峯曰今之傷寒者少惟類傷寒者多董廢翁以傷寒統四时病而言之曰感症故溫熱病四时俱有能独於春夏也考經義謂卑下之地春氣常在又曰东南方陽也故右熱而左溫又曰地有高下氣有溫涼高者氣寒下者氣熱而吾方东南之鄉卑下之地是故溫熱病多而傷寒病少故治法宜從涼解為是致看法臨診时或手即熱如初起頭暈肢痠拘急無汗與傷寒初感同的是溫病

如（於）夏秋雖熱而无汗者也或有汗當從暑論宜其脈象參究互病情必有所兼見者如挾風挾溼挾氣挾暑其病之類看治之法分晰於後

脈候

經曰夫脈之小大滑濇浮沉可以指別五臟之象可以類推五臟相音可以意識五色微診可以目察能合脈色可以萬全故候脈之間必觀其色必察其音乃知其病如温熱初起其脈必浮濡沉急而兼見模糊蓋鬱熱在肌肉之分營衛氣滯腠理閉塞故无汗而脈如此蓋初必在表故浮濡温必挾溼在裏故沉急若弦数

虛緩之脉並見者，必挾風暑濕火之邪。參看如左寸見伏，邪閉心胞，必發神昏；右寸見伏，邪遏肺氣，必發喉喑；如兩手脉伏，必將作痙。古人謂脉伏心煩謂之發斑，既斑後洪數為對症，細濇代結為逆候。汗解後脉和緩為順，汗後脉躁疾者死。經曰：有病溫者，汗出輒復熱而脉躁疾，不為汗衰，狂言不能食，病名陰陽交，交者死也。蓋汗出輒復熱者，是邪勝也；不能食者，精無俾也；狂言者，是失志，失志者死。今見三死，不見一生，雖愈必死也。至于右關或滯或弦急，必兼大便鞕；左關弦數，風火必甚；而尺弦長，二便不利，或者癃滯。至論脉之情形，総取緩而有神，為有胃氣可治。

氣色

經曰十二經脉三百六十五絡其氣血皆上於面而走空竅其精陽氣上走於目而為睛其別氣走於耳而為聽其宗氣上出於鼻而為臭其濁氣出於胃走唇舌而為味其氣血津液皆上燻於面而皮又厚其肉堅故天熱甚寒不能勝之也又曰善診者察色按脉先別陰陽審清濁而知部分視喘息聽音聲而知所苦是故治病必兼察色至熱病面色經曰面色緣緣正赤者陽氣怫鬱在表汗不徹故也若發其汗則脉浮數表熱不汗出者面色紅赤而光彩也如面有黯晦色浮帶油亮光乃鬱熱未汗之故汗後色

不退防發斑疹如面有青黯色者即報成二瘧為險如黧黑色屬不治蓋火極化炭意也再論察色吉凶經云面黃目青面黃目赤面黃目白面黃目黑者皆吉蓋黃屬土色今要知雖見土猶未絕故可救若面青目赤面赤目白面青目黑面黑目青皆屬難治言黃土色也凡天庭印堂年壽等處黑色枯槁者凶黃色明潤者吉大抵看色以明潤為主而明潤之中須要有蘊蓄若精華之色盡發于外而無蘊蓄者亦凶象也至察色之精微如斯而已

舌胎

凡臨証切脉辨色之外必驗之於舌胎如熱病初感邪在皮毛舌

有白沫次则白厚白滑是邪之渐甚故也若胎白如粉霜四边红紫者是疫邪初入膜原未归胃腑凡见此舌后必见凶盖膜原者非指定经络脏腑乃在经与腑空隙交界之处是也言疫气初萌定位逢空隙而入也如邪入里舌必黄胎阳明腑实火乘土位也初则微黄次则深黄甚则老黄热灼胃汁故耳红胎者伏热内蓄心胃如疫病红肿有刺乃热毒未泄之故如紫色能积瘀即治热之毒气蒸酱色者乃黄兼黑色为土邪传水属阴至黑胎者阴极能阴寒所致即火极如水红中渐见黑者乃疫毒未泄之故便闭者下之如灰色者黑之渐也或为寒邪所中而见也宜其脉症参看

如見藍胎者，乃水旺於火，為最惡。疫毒蘊積未洩，亦有此舌，急以清涼化毒芳香逐穢，色退則毒洩。至五色之外，苔有兼見者，可以類推。至最要關頭，猶以有津液者為吉，乾燥者為凶。鏡面者屬不治，蓋熱灼津液涸也。如病人本燥渴，不與湯飲，至舌乾燥，語言不利，試與之湯飲，飲後即潤者，不飲故也；飲後仍燥，再飲再燥者，乃屬津液涸竭而不上榮，以致全無滋潤之汁，必死候也。蓋津液生自廉泉，廉泉在舌底，有二穴通腎氣，腎屬水，水乏則上溢為津液；今腎液被熱灼枯，故不上泛，知其必死。有等熱病雖重而不渴飲，或者體胖，或者陽虛，或值經令，或因停飲胃中，本有溼邪，故不渴飲。其舌胎或白或黄视之若润以手扪之乃燥无津者亦属津液枯涸论故舌胎润降为宜气燥为重齿干同论又有一种舌胎燥而肿者属蕴热之毒尚未发泄之故进清凉则平如气燥而见舌孺者为热灼液涸真阴枯竭难救再有等舌上有碎纹如裂如蚀如刺如痞瘤者皆属热毒内攻之故更有舌上起横纹如绉印者虽绉而不肿不灼何色枯属阴液涸竭虽神清必死又有舌出不缩而抵齿难伸属疫限内须防昏痉之变如舌短而硬者属热极内郁必须神昏之变又有弄舌啮舌等症俱属不救乃神明受劫者主内困矣至热病舌胎叶氏有温热论独详辨舌宜参考焉至他症余

採古繪成圖像以備究攷

鼻息

經曰五色決于明堂明堂者鼻也主陽明中土故色黃者為苦病青者腹中痛色白者主氣虛色微黑者有水氣色赤者主肺熱色鮮明者有飲邪此古法之辨色論病者也至溫熱初起必鼻塞氣粗蓋鼻為肺竅為邪鬱氣閉故令鼻塞氣粗而無汗主以辛涼泄上竅如鼻有清涕而咳嗽者熱邪已傳當從風熱感冒而論無關于內故飲食如常非溫熱也嬰兒遇此溫熱猶多鼻搧蓋兒係臟腑柔脆邪易致擾故耳出痘前傷溫邪隨痘疹最要留心如鼻孔乾燥未

得汗前必發鼻衄，蓋衄者，邪將不得汗泄，以致熱逼營血從上而出，故古人謂紅汗是也。傷寒論曰：太陽病脈浮緊，發熱身無汗，自衄者愈。又曰：陽明病口燥，但欲漱水不欲嚥者，此必衄。蓋陽明之脈絡于口鼻，其漱水不欲嚥者，以熱在經而裏無熱，故當鼻衄也。（推此衄者）病猶在表在經，亦是洩邪之機也。又有動陰血者，又孔衄血之謂。論曰：少陰病但厥無汗，而強發之，必動其血，未知從何道出，或從口鼻，或從目出者，是名下厥上竭，此陰血也，乃為危証。薰廬翁曰：傷寒熱甚不得汗，衄血者，乃熱入血分，欲從衄解也。亦有衄後病反重者，大為危候，其衄必大甚，當大補其陽以救之。再論溫熱病孔鼻孔燥而黑如烟煤者，陽毒熱[illegible]極也鼻煽孔張乃屬火爍肺金氣道將絕之候也如鼻孔出冷氣色滑而黑者陰毒冷極此直中寒邪猶之急投溫補藥救之於溫熱病也如溫病而至鼻出冷氣者不治經謂宗氣上出於鼻今溫熱病者氣熱而反見冷者宗氣絕矣必小便亦不通故知必死由是善診察色、辨鼻息之機可定其凶吉也

唇齒

前矣謂唇乃脾之竅齒乃腎之餘故視其形色可知病之深淺至溫熱病初起唇色必比常时更紅且腫蓋鬱熱自內發故也且多口渴口臭及其熱甚必唇燥而黑蓋熱極焦燥胃液枯也屬陰如

口臭及其熱甚必唇燥而黑蓋熱極津燥胃液枯也屬險兆便秘譫語脉實者白虎承氣等湯下之經云急下之以存真陰者口噤不言屬痙厥者火化生風毒痰內閉急進芳香開竅如至寶牛黃等丸乃解為可治若汗後唇口蠕動不休者為脾絕不救人中滿為唇反不治如唇吻反青環口黧黑口張氣直或如魚口或氣出不返皆屬絕証再辨味察証法如口甜為肝熱脾濕盛胃有痰滯又為脾癉土氣有餘之者邪盛也口淡是胃熱口乾口燥是胃家熱極口鹹是腎水上泛屬腎熱如口酸是肝熱或食滯不化口辛是肺熱口臭是胃熱口苦是心熱口糜是熱極至爛亦有膀胱移熱于小腸者再論齒為腎之餘齦乃胃之絡葉氏論熱邪不

燥胃汁即耗腎液且二經之血皆走其地熱深動血結瓣于上陽血者色必紫而口臭陰血者色必黃而口不臭陽血若見安胃為主陰血若見救腎為要即傷寒論爲動陰血屬險若齒見光燥如石者胃熱甚也如若枯骨色者腎液涸也爲不治若咬牙斷齒者溼熱化風痙病但咬牙者胃氣熱走其絡故也若咬牙而脈症皆衰者胃氣無穀以內榮亦咬牙也何以故耶蓋虛則就實舌本不縮而硬而牙關咬定而難開者此風痰阻絡即欲作痙症用酸物擦之即開若齒垢如灰糕樣者胃氣無權溼濁用事多死齒焦無垢者死有垢者腎熱胃劫也當微下之如玉女煎清胃救腎可也

再考齒牙所屬臟腑上の門牙屬心下の門牙屬腎上二側牙屬胃下二側牙屬脾上右尽牙屬胆下右尽牙屬肝上右尽牙屬肺下右尽牙屬大腸可按部位而知臟腑也又有自齧齒者經云人之自齧齒者厥逆走上少陰氣至則齧齒少陽氣至則齧齒欬陽明氣至則齧唇矣俱屬火治

音聲

經曰喉嚨者氣之所以上下者也會厭者音声之戶也口唇者音声之扉也舌者音声之機也懸雍垂者上腭音声之関也頏顙者頏頸也又咽也分氣之所泄也横骨者神氣所使主發舌者也又曰心者君

主之官神明出焉在声为笑变动为忧肝在将军之官谋虑出焉在声为呼变动为握脾胃在仓廪之官五味出焉在声为歌变动为噦肺在相傅之官治节出焉在声为哭变动为咳嗽肾在作强之官伎巧出焉在声为呻变动为慄故辨五音能知五臟所属也。温热初病必鼻塞声重出似甕中由渐入裏声必雄壮热灼心胃则神昏谵语狂妄不识亲疎此实热在裏宜下之也语声低微言出重叠此谓之郑声虚怯所致经曰实则谵语虚则郑声即此谓也至温热病中惟咳嗽声重甚哭声在邪犹在肺属轻至雄壮谵语邪气在裏属重然犹可清之下之便通则平除此外笑呼歌呻之声者，俱属不治。何以故？即此乃声者，都從神昏而出，自然不觉。乃邪胜正虚，经谓真脏见，即此义也。有等温热邪未发泄而见呃逆之声，及吐呕者，热郁熏蒸之故。如久後而见呃逆，甚噫气不休者，属脾胃气绝，不治。是以察音声，可决病之顺逆也。

咳嗽

古人谓有声无痰曰咳，有痰无声曰嗽，有声有痰曰咳嗽。有因于风，因于火，因于湿，因于食，因于虚之异也。又曰肺受火伤则气逆而咳，脾为湿侵则生痰而为嗽。有五脏六腑之殊，其要皆归于肺也。以肺为华盖，下通膀胱，外達皮毛，为气之主而出声也。又曰痰即有形之火，火即無形之氣，氣隨火而升降，火引痰而橫行，變生諸症，不可紀極。火借氣於五臟，痰借液於五味。氣有餘即為火，液有餘則為痰。故治痰者，必降其火；治火者，必順其氣。丹溪曰：諸病尋痰火。信有之也。至於溫熱病初起，鼻塞氣促，宜見咳嗽為順。如有咳無嗽，防發疹，蓋溫邪未盡徹故也。如有咳嗽稠痰者，必不致于重，蓋溫邪有洩化之機也。即見稠痰，必吐咯不爽，多咳而少嗽，且痰出必膠結如覘固，蓋熱鬱壅結故也。如既見咳嗽，病必漸輕，斯时輕清理衛則病去矣。如入營，則咳稀而無嗽，病必日重，至重則全無咳嗽。斯时也，防神昏乃發斑，急宜清涼宣化，以冀外達。班透神清为要。如初起身有咳声，渐渐则重，病情日重，此乃医之失治所致。如咳呛带血，乃咳声又粗，内热盛，营分伤，强咳气逆所致，清肺络、凉营血则平。如班疹时咳中有白泡如蟹沫者，随嗽而出，或有稠涎随嗽而出者，此皆热化之毒，出越于外也，清凉化毒，热退则平。故温热症中，宜咳嗽，为邪有出路，属顺；无咳嗽者，是内闭不泄，属逆。故辨咳嗽之有无，知病情之顺逆也。

眼目

伤寒论曰：凡治伤寒，须观两目，或赤或黄为伤寒症，兼见六脉洪大有力，或燥而渴者，其热必盛，轻则三黄石膏汤，重则大承气汤之類。凡目色清白而無昏冒閃爍之象者，多非火證，禁用寒涼，治當溫補，此古人之成法也。至於溫熱初起，眼如含水，次必多眵，如熱灼澀氣，擁結而成也，次則目赤目瞽，熱極者矣。如初見目淚，肝風熱也，又須見傷腎、激竭也。至視脈症，以言吉凶，如昏憒熱極多仟目雖赤而兼眵者，不治，蓋五臟已涸故也。其有閉目不瞑者屬陽症，閉目不開者屬陰症。經謂陽氣盛，陰氣虛，故目不瞑；陰氣盛，陽氣虛，故目終閉。此盛字當作邪字看，因邪盛而致陰陽不和也。經又曰：氣脫者，目不明。此言氣虛至脫，丹溪用人參膏救之。又曰：脫陰者，目瞽。此言血脫也。如熱極血液，清之下之；如虛證見此，急救肾水。然此之证，均属危险。难经谓：阳脱者见鬼，阴脱者目不明。盖阳气竭，孤阴独事，故见鬼；阴气绝，则肾水涸，孤阳不附，故目不明，俱属难治。再考古法，谓目赤唇焦为阳毒；目里黄色暗者属湮毒；目黄兼小便利，大便黑，小腹满痛者，属畜血；眼眶暗晦色者主有湮痰在胃；目瞑者将发衄血；而皆黄色者，病欲愈；目睛微定暂时稍能动者，属痰；目中不了了，睛不和，不明白者，此因邪热结实在内；直视，喘满，下利者死；睛昏不识人，目反上视，睛小瞪目直视，邪视，目睛正圆，戴眼反折，眼胞陷下，此等均属死证。经谓精阳之气上走于目而为睛，故察眼目之形色，乃知病之吉凶也。

耳门

耳为肾之竅，必交乎心氣而敢灵，充乎肝血而能聪。试觀年老之聋，肾虚则肝失荣养，以致耳聋。如常人耳聋耳鸣者，或盛氣蒙滞清竅失聰（聽），或肝腎不足，故不[illegible]營。至于傷寒傳經耳聾者，邪在少陽經也。經謂少陽主膽，其脈循脇絡于耳，故胸痛而耳聾。如耳聾囊縮而厥者，乃少陽与厥陰俱病。經謂兩感于寒而病者，必死。至溫熱初起，耳多紅色，乃陽氣拂騰之故，漸次无有耳聾者，乃清空之竅，為濁邪所閉，非少陽症也。世俗但見耳聾，即曰傷寒，试以少陽經药，非惟不効，且必病甚，乃不明濁邪害清之故。至吕去申旨在，茅系拔拔不皆在清凉退热，始待邪解则清。凡温邪化斑疹、症中多有耳聋。故温邪耳聋，非少阳症也。再论耳色，如红肿转青黑色、或焦黑色、或枯槁，耳反耳聋，均属肾败不治。

肌肤

肌肉属脾，皮肤属肺。温热病由外感而得，自内而发，蕴热在肌肉血脉之中，故初起必壮热，按其肌肉中，或手有红晕色印指有痕，且有筋掣肉瞤，肌肉浮胖，皮肤瘙痒，因热郁蒸汗使然。进辛凉解表，得汗后色退为邪解，不退防发斑疹。盖汗出者邪去身凉，今汗出肌肤色不退而仍热，必有郁蕴之邪在血脉腠理之中，化斑疹而發解也、凡深秋隆冬之令、天氣寒涼、肌膚腠塞、雖病溫熱未必概發斑疹、宣露于肌膚之上、試以燭光橫照之、膚中隱隱紅紋如羅裏錦者、即是玄府之斑疹同類、既見此色、蘊熱之毒已從膜原達化、病者神和脈靜、日就愈矣、如汗後不解、邪仍在氣分流連者、可冀再汗、令汗泄邪透達腠間、但清徹後胃氣空虛、當膚冷一晝夜、待氣還而自溫、此時必神倦嗜睡、旁人切勿驚惶、頻頻呼喚擾其元神、使其煩躁、但診其脈、若虛軟和緩、雖倦卧不語、汗出膚冷、却非脫症、若脈急疾、躁擾不卧、膚冷汗出者、慮其氣脫矣、葉氏曰救陰不在血、而在津與汗、誠要旨也、再論溫熱初起、肌肉多有瘦楚不仁。蓋經絡膜原為邪窒塞之故。至邪解皮肌膚癢似蟲行。蓋邪退正虛之故。致愈後必見皮粗髮落。如艸木之皮葉。經摧折而落。乃滋潤而復茂耳。至按肌肉之痕色。或熱極如熱鍼。指其痕不退者。是營衛氣血不行。必死之候也。然惟肌肉可察其色。即爪甲肉色亦可驗之。故辨肌肉之色象。可決其吉凶也。

胸腹

凡溫熱病初起。每多胸膈煩悶。蓋熱邪內鬱。故每有口渴喜飲嘔逆等象。若平素多溼則不渴。或秋溼令亦不渴。如溫熱在表則不渴。亦不煩滿。如在裏則渴。瘦體偏熱多渴。熱極灼液多渴。凡汗後胸膈仍覺煩滿，氣促，定發斑疹，宜先看胸膈兩脇，若胸膈未見，而先四肢腹下層透，僅見胸脇者層淺，周身見發者層重。凡遊飲湯藥，腹中每有腸鳴者，大便雖難，不久自下，腹中不鳴者，腸胃氣化未通，層重，兼腸不鳴，而見腹腫硬者，或便硬，或便溏，便血者，皆層內臟已傷，不治，亦有過飲茶湯，而胸悶成結胸，或誤投滋補，而致胸腹脹滿，均宜臨症究察，再論古謂腹者，至陰也，如腹有脹滿，主病在裏，故裏症實熱便難者，有攻下之法，如胸腹和並脹滿之狀，病必在表，是以察胸腹，知病之在表在裏，至小腹者，陰中之陰也，藏糟粕之處，如小腹脹滿，大便如常，恐遺熱於膀胱，溺當不利，直利小便。如小腹绕硬而痛，小便短数者，燥屎症也。如小腹硬痛，小便自利，大便黑色，蓄血症也。故察胸腹，问二便，可知病之顺逆焉。

二便

凡温热病，每多便溏便秘。盖便溏必多稀水，是热结旁流，或挟湿邪，而痢疾泄泻同论。如痢疾泄泻，必腹痛里结后重，温热便溏而无腹痛后重等象，且下时最爽，盖热迫故也。虽便出稀水，肠胃自有宿垢留滞，直待燥屎下出，热邪方尽。至有便闭者，由热灼肠胃，津液气结之故，势缓者，凉血润肠自通，势急者，白虎承气之类，暂下之则通。如体质柔弱，惟宜凉润为要。至便溏稀水者，切勿用敛澀之剂。若用斂澀，邪無出路，勢必轉重。治法惟宜清化，能使便泄自止。燥屎自下，如便秘者，神情和，始得之腸鳴者，不日自下。如不下，延數日無妨。如神昏狂越，口渴便秘，脈實方可議下。如旁漏者，昏譫脈實，亦可議下。余常与石膏、人中黄煎用，諸象悉退。如遇便泄無度，洞泄無休，或便血成盆，此等俱屬不治。如便血不多，雖見即止，屬熱傷營分，涼血逐瘀自安。如洞泄便血過多者，屬腸胃氣竭血脫，胃關不閉，焉有生理哉。再論小便，温熱病症，必見赤色。熱極必穢臭。若見遺水不覺，或小便不通，皆險。若小便清，而不臭，識非温熱病矣。故審二便，可決其吉凶也。

班疹

伤寒有失汗失下，蕴热之毒，而化班疹者；温热疫疠，秽气之毒，而化班疹者。来路虽异，出郛则一，俱由热蓄太阴阳明，薰蒸腠理而发班疹也。班有触目之色，而无碍手之质，稠如锦纹，稀如蚊迹，或布胸腹，或见四肢，总以鲜红者为吉，紫色成片者为重，青色者为凶，黑色者属不治。更有五色班者为最恶，五色应五脏，既发露于外，焉有生理？至大体治法，总宜清凉化毒，如失表求之汗，失下宜乎攻，火甚清之，毒重化之，气热泄气，血热凉血，气血不足取其虚而和之。至阴班一症，当温补以扶之，如十四味建中汤为阴班而设此等元氣道其覺根之火，發露所致，非溫熱病同論也。再論疹屬肺氣所發，總由濕熱之邪，薰鬱上焦，而化疹也。故未發時，必鼻塞聲重，喉痛喘促，咳嗽不爽等象，皆屬肺氣壅塞故也。甚有腹痛腸鳴，二便或秘或溏，大腸見病，蓋肺與大腸為表裏相應而移傳感也。至治法，總宜清淺上焦肺氣，並化痰滯，使邪不稽留，病易愈矣。又有白疹一症，亦屬肺家壅滯，鬱熱所化，或汗出不徹，維風竅閉，邪蓄腠理，而致發疹，其形如痘，故又名白痦。然有發遍周身，自出至透，有十二日期，方長，每日三次，隨汗而出，蓋肺應天氣，每日三發，期有十二日，應乎三十六度者也。此言自上古及先聖至今尚未論及。惟临证治验不爽，故备载之。如出时多咳嗽，膠瘦便利稀水者，乃上下分泄其邪也。六七之间，亦能发透，不致夜烟十二日也。再论斑疹未发时，必肌胖膚僅，筋挛肉瞤，肢节疼痛，而不仁。盖邪滞腠理之间，血脉之中，营卫不和，经络失荣故也。既发后，浑身痒似虫行，乃邪祛而正虚故也。

痦瘟

痦者有形粒如粟象，即疹之类也。然痦轻疹重，故小儿多病痦，大人多病疹。疹子又名病子，又名瘾疹，其实一类也。其病之源，总由蕴热在太阴而化毒也。其发源增寒畏热，与痘相同，但痘属胎元之毒。

有五臟疫見之症，而瘄獨發于肺也。凡瘄疹初起，每多咳嗽，大便失常，洩瀉肌膚之上，而不礙內臟者，故有神情安爽，起卧如常，可不藥自愈。即十成狀元痘，亦同此論。有等毒重，而閉內臟者，急治之，猶慮不及，豈堪失治與不藥者乎。至痘症初起時治法，不外乎清化宣通，中宜提發保元，並以化毒，以保萬全。苟或變端形狀，宜究考書科經書論治。惟溫熱病中，未出痘者，每多並見，卒難附述大貴。凡痘之形色必圓滿，以手捫之，如內有核骨者，是也。痘要有根盤，色要紅活榮潤，歸附敦厚，周圍圈淨，不論多寡，出要周身，此其正也。反此為逆，如蚕如蠶子，與肉色無別，鎖口鎖唇，乙裂流

血。满口如霧，此脾经毒重至極。如未出前，先见腰痛如被杖者

發見时，有黑黄粒，形如灑墨，此属肾经瘟也。百无一生。其状元瘟

状，發热和缓，神爽脉润，二便饮食起居寝卧如常，越三日後见点，先

于頭面，形如黍而尖，峯明润色淡红。其热日渐见微，其發渐及周

身，次第不齊，匀朗稀疎。三日即出齐，热退。四日即放明，五日而根

红顶绽。其頭淡白，已是膿漿矣。六日即血收结痂，亦有七日者。痂

一结即脱，形如黍皮疤，微红而润，此状元瘟也。又有瘟疔在其

人必烦躁不寧，先看頭面，次及胸背腰腹，见一粒高峯紫黑

坚硬，即是疔也。急之挑破此疔，以泄其毒，庶能痊愈。否则不治

况痘疔口耳鼻舌足心俱有生者宜细看勿忽焉又有水痘初发与痘无二惟水痘随出随灌浆参差不齐以此为别水痘者脾肺湿热所化之毒非正痘论也

瘡瘍

经曰诸痛痒瘡皆属于心心属火火盛则毒成毒盛则肿而痛论轻重有三证轻在皮毛重则在经络更重则在筋骨论治瘡有三法托裏疏通和营衛是也至瘡之名式证之顺逆可以别類當究诸瘍科书论治辨晰可明至温热病后而患瘡瘍者非食肉太早即前医失治非前医失治即滋補太早以致遗邪在膜原血脉

之間蒸釀化熱，結聚成毒，如傷寒後發頤口糜，總屬遺熱爲患。尤溫熱遺毒亦有患內癰者，當察所屬穴道隱痛，可知至治法，不外乎清涼化毒爲主。內外之患，所屬何經，入何經引藥，外用膏藥急以提拔化腐收斂，次第合當。凡熱毒重者，類乎疔瘡治法爲要。或有虛者而至不潰者，亦宜補托成功，當臨症權變可也。凡溫熱病中並見瘡瘍成膿，瘍醫竟作瘡瘍而治，競用辛溫發散，使病困至篤，亦屬不少。故余特敘瘡瘍大略于溫熱條中，蓋可觸類旁通，庶幾少誤人哉。諺云能治傷寒者可爲瘍醫，信有之也。

厥逆

傷寒論曰。凡厥者，陰陽氣不相順接，便為厥。厥者，手足厥冷也。厥有兩证，曰陰厥、陽厥。陽厥者，熱厥也，即陽極似陰，火極似水之義也。陰证發厥，由漸而见，蓋陰勝其陽，寒害至極，直中三陰，有誤者，温補以救之。至温熱病症，邪尚在衛，必其厥逆之狀，若在營則有昏冒厥逆之象矣。或在衛不解，而漸入營，昏厥者；或直入營而昏厥者；或悞表而至昏厥者；或斑疹汗疹未露，昏厥者，均宜細辨。如在衛入營，必由不避風，故不汗出而入裏，宜清營透衛。如直入營分，昏厥者，芳香開竅。如悞服辛散，發汗而至昏厥者，清營和血脉為要。如斑疹汗疹未發，而昏厥者，清涼透達，隨见症而引使。如汗雖治、斑疹未透，而昏厥者，再可清透。如斑疹与汗俱透，尚见昏厥烦躁、脉疾者，乃属不治。盖邪胜正虚，病名阴阳交，交者死也。再论温热昏厥，昏乃言语错乱、精神恍惚，乃热气熏灼君主之故。盖心属火、累热者也，譬犹浴堂之灯，湮与热气熏蒸，则昏暗不明。至甚者，有循衣摸床、撮空插搦、喋口咬手、挛急肢冷、脉伏等状，即是厥逆险症。小儿犹多角弓反张，诚为最险。至此情状，皆由热邪蒙闭心胞、扰乱心主神明、失守所致。经云：心为君主，自焚即死。盖心主毫不容邪，故耳。凡神昏不致痉厥而谵妄狂越者，是实热之邪已归胃腑，与伤寒阳明实热同论。叶氏谓三焦不得从外解，必致里结在胃是也，亦宜用下法，然下之，宜轻为要，如畜血谵妄身倦必重，以此可辨。

时序

论温热之病，古人谓蕴热自内发，叶氏谓从口鼻吸受，援而说合理，必由蕴热在内，又加该六淫所感，相搏为病。如春伤于风，郁热发汗，而病为风温；夏伤于暑，郁热发汗，为温热；秋伤于湿，郁热发汗，为湿温；冬伤于寒，郁热发汗，为冬温。然经言有寒伤夏发等病，但东南之乡，寒气常在，俾下之区，湿热流连，土薄人弱，未必易时为病，故四时除中寒、衰寒、内伤病、外剧，然身热发汗等病，温病居多，非独于春夏时也。近因吴氏柯心堂有温病条辨一书，言病名有九，曰风温、温热、温疫、温毒、暑温、湿温、秋燥、温疟、冬温，皆从温字发源，随时移换而名者也。譬如天时亢旱，病人多燥；天时阴雨，病人多湿；寒暄不时，人多异气为病，疫疠流行，人人多传染为病。七情内伤，饮食积滞，随感而病，种种兼感，皆能助病。又有卒病热者，其人反不热，而喜温暖，虽衣被重覆，尚觉寒战，浑身麻木，起卧不宁，神倦气迷，甚有遗尿便溺，自不知觉。诊其脉反濡软而沉重，按其发症，脉全似阴症，盖真热假寒，热极则谢之象。譬如一炉之火，以盖盖之，不令气泄，而外反凉；然盖揭之，炎势焰炙，试以手按其膚縮指有痕如印、且面色少隱〻紅暈、此乃種風外閉、抑熱内鬱、至營衛不行、氣血不通、臨証遇此、先令刮痧、定見病起、紫色有塊、次進清涼透衛、俾汗出而周身微熱、神清脈出、應手而愈矣、如悞認爲寒、而用辛溫、死由反掌、且其死後渾身紫黑、儼如雲片、皆屬血脈熱閉不泄之故也、俗謂烏痧紫斑痧即此是也、凡此類之時俱有、誠爲急症、死生立刻、慎勿輕視哉、至治法清化之外、貴乎權変、不失天和、毋伐生氣、此之謂循時序而治療者也、

變症

傷寒失治、有成壞症者、溫熱失治、而至變症者、論病源輕則纏綿

不已，重则危困至死。盖温热受自口鼻，发自内郁，每多秽气，故有传染，与疫同类，与火同论。苟或误治，故有卒死，如不死者，则变症蜂起，流连不已。在上则头晕颐肿，口糜喉痹；在中则腹痛痞胀烦满不饥；在下则二便失常，肠鸣下血。甚者经络外发疮疡，甚者脏腑内患痈毒，种种遗害，不堪枚举。至于重症误治，势必谵语狂妄，昏痉厥逆，甚至燎原莫救，立见危殆，此谓热深厥亦深者是也。故治法当辨在卫、在气、在营、在血。在卫气透汗发疹，在营血解肌化斑，理上则疫出，利下则便通，开鬼门，洁净府，和经络，调营卫，拔取清凉退热，芳香逐秽，使邪不稽留，庶无传变，病渐愈矣。此论治法大倘若變症多端，另列各門，分晰究治可也。又有葡萄疫丹毒等症，大小青紫斑點，色狀若葡萄，發于偏身，惟腿脛居多，甚則邪毒攻胃，牙齦腐爛，臭味出血，形類牙疳，口糜、故斑色反淡，乃毒勢上蒸故也。其丹毒形狀，肉中有赤色，似丹塗形，如雲片，此即赤遊丹之類。凡小兒胎毒多患此症。孫真人云：天火即丹毒也。又有形似雞冠，名曰雞冠丹，如麻荳粒大，是名茱萸丹，亦有水丹，偏身起皰，形雖各殊，總由疫癘之氣觸動心火，流布三焦，而成此丹毒，與疫癘也。又有青腿牙疳，上見牙疳肉腐，而下見腿腫青色，上下相同為病。又有腿遊風，赤腫如堆雲，此類均屬外受內熱濕氣乘之，所指为病在也。

论治

凡温热之病，初起必恶寒壮热，头痛脘闷，肢挛疲楚，虽热无汗，症与伤寒同，然治法与伤寒异。盖病由受自口鼻，热自内发，故禁用辛温风药，如用之必无汗出。盖以辛能燥故也。并忌消导，用消导在胸脘仍闷。盖无形之气，消之不应故也。既辛温消导不应，温邪仍在，令病在蹉跎时日，轻在必重，重在必死，此医之造孽也。盖温热在，是火之源，与疫同流。试观先哲论出，皆取清凉退热，幽芳逐秽之法。如张景岳、喻嘉言、吴又可论之最详。然宗喻、吴二氏，恐有遗邪留患。吾宗吳氏，又恐邪去正傷。近代葉天士先生於河間三焦立論，辨營衛氣血，用輕清之品，蓋為時人偏弱腸胃脆薄而設，方稱善全之穩當。法補前賢之未備，可謂師古之意，變古之法也。再論溫熱與疫之為病，受自口鼻吸入，在衛於皮毛，故之府壅塞氣不消舒，汗不得出，葉而發泄。邪氣鬱勃，則向裏而走空隙，臟腑之水穀與邪氣蒸鬱，皆生熱矣，故謂鬱熱自內發也。庸工不知此義，肆用辛溫散風，熱燥，夫人生命，豈不恨乱，及其傳受上乃極而下，行極而上，是以邪在上者為喉啞，為口糜，或逆傳膻中，為神昏舌絳，為喉痺丹疹，在下者驚惕便血，復能直乃中道流布三焦者[illegible]經絡達膜原，十二經中，無所不到，至於主要在胃，蓋胃為水穀之海，上下有口，最虛善受，故六經之邪，六淫之氣，皆能入聚，聚則胃實，實則邪勝，邪勝則津液乾，津液乾竭則死矣，故仲景有云急下之，以存真陰是也。故溫病熱在最要關頭，在存津液為主，清涼為要，如犀角，清熱化毒，自營達衛，與連翹、薄荷、鉤藤、荳豉，有發表清膜原之機，能令汗出，退邪之妙，如熱灼血液而燥渴，鮮生地涼血退熱，熱退則津液還，燥渴自除，邪在衛氣在，羚羊角、桔梗、瓜蔞、杏仁之屬，在營血在，重用犀角、鮮生地、紫草、紫地丁之類，熱極生石膏，毒重人中黃，甚則金汁，脘悶，鬱金、枳殼，充偪心包則神昏，甚則痙厥。

用鮮菖蒲開竅、天竺黄化痰、鈎藤舒筋，外不離牛黄丸、至寶丹、紫雪丹之類。擇用藿、幽芳靈動之物，以開内閉。上焦痰喉不爽，瓜蔞、大力、金佛草、竹茹、枇杷葉、桑葉之類。中焦食滯，而取夫穀芽之屬，甚則便閉，元明粉、枳實、大黄㪷下之。下焦熱閉，二便不利，上提桔梗開竅，下用石膏、人中黄、滑石。梗通利，其腑自通。扶溼滑石、蘆根，扶風藿、薄荷、荆芥、蔓荆、竹葉，扶暑之需益元散。兄燥則潤，火旺則涼。熱邪未淨，切忌温補，慎勿養陰，犯此必復。熱邪方退，惟甘寒為要，如粉沙參、丹參、銀花、白菊、粉草、麥冬、細生地之類。是以湯藥俱宜輕清。飲食亦須淡薄，雖愈後要養，尤要隄防。經言熱病少愈，食肉則復，多食則遺，此其禁也。總宜慎起居，戒煩勞，節飲食，屏怒念，靜養天真，調和氣血，自然飲食日加，精神日旺，然後議補益之劑，庶稱爲得經旨。論言治熱以寒，方士不能廢繩墨而更其道，此之謂歟。有等驕恣不遵醫訓，任意飲啖，妄動作勞，以致病復不治。有等信巫不信醫，鼻聞烹煿之氣，口啖葷膩之物，以致邪不得出，再不服藥，徒死而已。經又曰：拘於鬼神者，不可與言至德；惡於針石者，不可與言至巧；病不許治者，病必不治，治之無功矣。此古聖之尚論，亦窮矣。故扁鵲有云六不治之說，良有以也。

温病近格

賦温熱病法古摹今立論三十六章

治分土地 第一

誦讀經文古聖皇○ 地分高下别温凉○

東南卑溼人柔弱○ 染病猶多溼熱殃○

此明医道，須讀經書，讀内書，然後知地土厚薄，人傳強弱，此古圣要言之繩墨，而後賢立法之綱領也。若西北地土高厚，氣實，故多中風傷寒之病；东南地土卑濕，氣熱，故多温熱疫癘之邪，致于温必兼濕而近熱，疫必兼火而化毒。於间風必内生，譬如火遇風則猛烈而成，水遇風則波揚而決，風火迅速，[illegible]濕熱沸騰，故有最甚者，發病每死，不外乎此數者也。凡吾东南之鄉，除中風、傷寒之外，中寒者有之，内分納凉，寒邪直中三陰，驟然吐瀉，肢冷脉伏，雖遇夾暑之令，急宜温熱救之，倘凉主藥，至於中寒之分。如中暑、中濕、中食、中痰、中恐之類，莫不温蘊成熱，相搏為病。究病之源，温熱為本，其兄為標。治病之法，清凉為主，旁達為使，主病漸去，則標病勢衰。經云：有者求之，求之本則易愈；莫者責之，責之標，不為遺害，故姗姗歷理之奥，先察地土之異，辨症之寒熱，論體之强弱，庶可為司命矣。

病同治異 第二

療病成方足大觀。漢時醫聖論傷寒。
若其溫熱東南甚。治法還宜對待看。

考上古治病，皆不立方，蓋恐後人悞用，故禁也。至後漢張仲景夫子，始立成方，編內傷有金匱，外感有傷寒二論，有三百九十七法，方有一百一十三方，主病六經，主方六道，遂後名家疊出，不可勝數。至於溫熱之病，疫雖雷同，而治法迥異，雷同者言熱病皆傷寒之類也，迥異者，蓋六經之循傳也，由是溫熱之疫，病同治異，當與傷寒對待治療云耳。

疫辨營衛 第三

漫將溫熱論分明　衛不清[illegible]分便入營
宗得河間劉氏法。　國朝吳地葉先生，

溫熱之為病，亦由外傳裏，是以衛不解邪，必入營分，而營衛互亂，氣血交爭，上中下三焦無所不到，十二經絡無所不着，俱相為病矣，故劉河間有三焦立論，為熱病而設，故吳葉天士先生宗以其法，辨營衛氣血三焦腸胃，治法如在衛氣用辛涼解表，在營血者以涼血化瘀，在膻中，幽芳開閉，在三焦裡結，用攻下之法，無不應手取效，由是治溫熱之法，推葉氏為最，尤勝于張景岳、喻嘉言、吳又可三家也。

臨證看法 第四

以濟羣生司命醫　東南温熱病須知

頭疼色黯精神倦　痠楚周身無汗時

經云，卑下之地，春氣常在，故東南之鄉，温熱病居多。蓋温邪受自外感，發自內鬱，熱氣薰蒸，初不避風，故頭痛；熱邪未洩，故色黯；蘊蒸之氣如雲霧然，故神倦不爽；邪居腠理，營衛交阻，清氣不宣，則滯，故痠楚；無汗，無汗則熱閉，熱閉則內鬱，內鬱則温熱病成；或有汗者，從傷風傷暑症論，而非温熱病也。

臨證辨法第五

陽濡陰急脉模糊　由是煩冤氣喘麤

不耐憎寒犹壮熱。按他處指在肌膚。

王履曰：溼温病脉，陽濡而弱，陰小而急。蓋在肌肉之分，而不浮也。若浮緩，當從風溼看；若浮緊，當從傷寒論。热伏於内，故急，兼寒邪也。温邪擾亂，濁氣混淆，故有模糊之象。热邪上受，故煩冤，氣喘而粗。營衛氣滯，故憎寒壮热。若延日久，則大热矣。凡診温热病時，按指着肌，縮指有痕，若印此，即募原氣道不行，營中血脉滯澀，待得汗未解者，每变斑疹。

辨脉辨舌 第六

診得温邪脉理困。不論大小貴乎神。

舌苔何象牢牢記　辨色還須要有津。

凡診溫熱之脈，先從看法不等，當從分症合參辨義，故脈理一道，但可意會自得，不能明寫言傳，即究脈經，皆以此似而已，至取法不論何脈，總以有神為妙，若診之無神，必凶，他病亦然，非獨溫熱也，舌苔見症，前論敘明，并另有繪形圖像，至辨色之外，必要有津液為可治，若不拘何色，捫之無津液者，非熱灼胃汁，則火劫腎液，為險。

舌苔辨症　第七

莫將溫熱混揣猜　大要関頭在舌苔。

白衛絳營分厚薄。燥氣急救滋津回

論溫熱病，切脉觀色之外，主要在舌苔。白色，病尚在衛；舌苔絳色，病必在營。如厚薄分邪之甚微也。如舌苔白而氣在，熱傷氣液也；絳而氣在，熱傷血液也。是以不拘何色，總取有潤澤，為津液不傷；如乏潤澤在，津液必傷矣。故氣燥在，必救陰為主。救陰之法，涼血為要，熱退則津液還也。葉氏謂救陰不在血而在津與汗是也。若在胃腑而氣燥在，亦宜下法。仲景云：急下之以存真陰在也。

治法大體 第八

莫行攻擊伐營過，妄用辛溫入裡多。

但使清涼微汗後　好教溫熱病安和。

凡溫熱之病，始必煩滿，忌汗。蓋受自外襲，蘊自內蒸，故初必在上焦氣分流連。禁用攻伐之品，切忌辛溫之劑，用之助熱就燥，邪無出路，則入營動血，病必反甚。故治法始取辛涼，辛以解表，涼以化熱，使上焦氣暢，則微汗自後，微汗後則邪解矣。故無過輕淺之溫邪，但在氣分者，可微汗而愈；若入裏則劫營動血，急當清理為要耳。

疫癘舌苔第九

若見苔痕似粉霜。　再看紅紫四邊藏。

邪從口鼻初傳入。此是沿傳疫癘殃。

論瘟疫之邪，從口鼻吸入，初傳募原，舌必白似粉霜，四邊紅絳，凡見此舌，疫邪初入膜原，混擾未定，其人必頭暈色晦，煩悶肢瘦，或其傳變，黑苔，或黃或絳，或紫或腫，色象不一，總屬疫毒侵淫為害，凡見白粉紅邊，舌苔後必變凶，然要以舊白苔痕，作從常而視。

疫癘變證 第十

苔似粉霜後必凶。疫邪焉肯便輕鬆。

汗痕班疹並傷血。固有神昏素內攻。

前論白粉紅邊舌苔，屬疫邪初感之象，但其病後必變出。蓋疫氣既染，若乃便洩，及其變症，凡臭汗毒疫、疫疹、疫癍、鼻衄、齒衄、喑與便血、神昏、痙厥，種種險惡之象，皆疫毒內攻所致。至於穢惡之氣，傳染一室、一鄉，皆為病者，故古人飲芳糸柔蘭草，以避疫毒之邪也。醫統避疫法有云：男子病邪氣出於口，女人病邪氣出前陰，坐相對生立之間，必須識其向背，或以雄黃末塗鼻孔中，及動從容，察位而入，則不感受矣。

温熱在衛 十一

試看温熱上焦蒙。　不渴頭眩但悶胸。
進以辛凉清衛氣。　解肌微汗候輕鬆。

景岳曰、热邪中上、叶氏曰、温邪上受、故温热之邪初在上焦、最逼肺气、故有头眩、头痛、咽痛之属。喻氏曰、胸中如离照当空、今受温热之气、如云雾然、故胸闷不舒、温邪既在上焦、当用辛凉轻清之品、开泄肺卫、肺气开则微汗润、邪随汗泄、病必轻矣。如得汗未解者、病仍在气卫者、可汗之。如再不解、防有斑疹之属、随肌腠发泄矣、

温热在营 十二

营分稽留畜未移、燥气那得汗淋漓。
热深邪踞心胞络、只恐神昏内闭时。

温邪自卫不解、必入于营。或未药而入营。或误药而入营、或病去而

入營者，均宜細審。蓋入營則熱愈甚，燥灼津液，口渴而多汗出，熱既深，必內擾胞絡，胞絡者，膻中也，乃空靈之位，君主宮城，熱邪攻犯，則有神昏之險。蓋熱極則玄府不通，故內閉；陷胞絡，則神昏；走肌膝，則斑疹；出肺衛，為臭汗；滯肺絡，為毒疫；畜胃府，則譫語便閉；陷下焦，便流汚糞，傷血液，嗆血便血，種種熱傷營分所致。但守神清，為可治；神昏，為險。

溫熱傳變 十三

究爲溫釀化熱來，挾風挾濕便成災。
汗疫斑疹隨渠變，切脈詳情在驗該。

温乃热之渐，热乃火之微，传变必速其病也。不挟风，则挟湿乃然，苟不挟竟是火症矣。考温必兼湿，故温字有水旁；热必兼火，故热字从火结，但火化为风，上乘火势，火藉风威，是以传变最速，进辛凉，或从汗解，进豁痰，或从痰出，进清化，或发斑疹。随其就近，当切脉详情，使邪易解，而病易愈，且不伤正气。此谓临证权变之法，治疗之大端也。

温热挟风 十四

鼻息如鼾气不通。头疼眩晕闷胸中。

模糊脉里兼弦象。此是温邪定挟风。

叶氏曰：首先犯肺之主气，属卫，其位最高。今温邪在上，清气窒塞，肺失宣通，故鼻息不通。其風蓄作熱風，雖頭痛眩暈，與風寒同；其風寒兼頭痛，必見鼻涕咳嗽，其邪在表，無害於裏，故飲食如常。溫熱頭痛，有害於裏，故胸悶不饑。揔由如雲如霧之溫邪，有形無質之熱氣，蒙遏清道，氣失宣暢，故脈象模糊。模糊者，不明也，並兩弦狀。弦為風象，氣不調達所致，故項彥昌曰：弦為氣結，信有諸也。蓋氣有餘，便是火，火迅速，勢必耗液，治以清熱為主，辛涼為佐。內熱退，則外風自熄矣。如火甚而生內風，發動者，則煩躁不寧，神昏痙厥，肌膚反涼，面色青黯。當過芳開內閉，辛涼清內熱，竅宣熱退，風自熄矣。

溫熱挾溼 十五

胸悶休猜滯食邪，渾身拘急莫疑痧。

便溏嘔逆黃苔知，此是三焦溼熱耶。

經曰：因於溼，大筋耎短，小筋弛長。前賢謂溼家為病，一身盡痛，身重如板夾。此僅言溼滯也。至于溫熱挾溼，傳變多端。溼溫在上，頭暈；在中，則煩滿不饑；侵脾胃，則嘔逆便溏；在經絡，則拘急不仁；着肌肉，則斑疹瘡瘍。庸工不知此議，見胸悶而進破氣消導，作傷食治；見拘急而進香燥，作痧氣治，秀料百無一效，病情轉甚。殊不知溼溫為病，以溫為主，進清涼則溫熱退，溼勢自孤，而無害。若進辛燥，溼雖去，而溫熱愈熾，遺害無窮矣。擾見胸悶嘔逆，拘急便溏，明係三焦俱受溫邪侵害，挾溼混逆。且舌有黃苔，蘊熱無疑。凡溫邪挾溼之症，雖熱而不甚渴，雖緩慢而不易愈，然每有悮治而致不救者。子產曰：水懦弱，傷人則多，殆似也。故丹溪曰：六氣之中，溼熱為病，十居八九。信有之也。

熱鬱肌腠 十六

目赤多眵面頰紅。口乾鼻塞氣難通。
渾身痛楚全無汗。溫熱流連血脉中。

目赤多眵。俱是熱鬱。而面頰紅者。未出汗前。必有油光浮。面黯晦伏裡。皆鬱熱未洩之故。如黯晦色盛者。毒重。汗後不退。防斑疹。色淺者。得汗可解。如汗後目赤無眵多淚。面紅舌垢。煩躁不寧。防正不勝邪。如虛寒症亦有目赤頰紅口乾煩躁等象。蓋屬龍雷無制。虛陽上越所致。當溫補回陽救之。非溫邪實熱同論。再論口乾鼻塞。皆鬱熱未洩。流連于血脉之中。故有痛楚。甚則肌肉蠕動。再甚有痙狀。蓋熱極化風故也。遇此之時。必無汗出。純是一團熱氣鬱伏無門。流連於肌腠之间，血脉之中。若误进温燥、劫液之药，必入营为险症，当与辛凉洩衛。必以汗未汗、已解与未解，辨明论治。

热结胶痰 十七

壮热身躯露汗流。微微喘咳未轻松。虽营班疹肌肤化。必有胶痰聚在胸。

论以汗后，喘咳当减，喘咳未减，防发斑疹；斑疹既发，何喘咳未衰？宜细审之。或时值深秋肃气，肌肤腠密而不化；或医药燥热而不彻然，既以汗与咳，症属渐出卫分，尚见喘而未松，必有遗邪在营，或间有错语声重，此类必有胶痰凝结在胸络也，则有口渴舌绛目定，撮空痉厥，脉伏等象，种种度常胞絡，空靈之竅，共宜之故。如牛黃丸、至寶丹，開閉豁痰，用之必效。凡小兒急驚風症，亦可類推。再論痰症，前賢謂肺是貯痰之器，胃是生痰之本。經曰：五臟俱有痰，非獨于肺也。蓋痰乃津液所化，熱蒸而成，隨氣而結，由肺而出者。溫邪自肺絡走心胞，津液為熱氣混淆，釀結膠痰，凝塞空靈之位，故也有錯語，痙厥在。若在肺胃，咳吮而出，何至于如此？故胞絡之痰，咳必不爽，出見膠膩而堅者，有碧綠淺血之色，若瘡瘍之膿。膠痰既見，症猶可瘥。

熱傷營血 十八

清道相兼濁道通。熱深動血見鮮紅。

宜分陰血與陽血。咳嗽聲中大便中。

凡温热之邪，不得泛衍而解，必入营内扰，动血。如不汗而见鼻衄者，古谓红汗，亦有得红汗而解者。鼻通肺气，故谓清道，清道出血，谓之衄。如见齿龈，相关肾胃。动阳血色必紫而口臭，动阴血色淡黄而口不臭。若见阴血，其候必凶，古谓动阴血是也。如咳呛不爽，而兼有紫血者，邪在上焦，热灼肺气所致。如大便下出紫血者，热伤胃腑使然。阳明虽属气血俱多之经，既受热伤，宜下而不宜过多。若大下血块不休者，属胃腑血溢，甚倾则不救矣。是以见血不论上下者，总属热伤营分耳。

大便辨证 十九

便溏有度热分移。洞泄无休切不宜。

便血成盆终不治。若逢便秘暂攻之。

論溫熱病便溏便閉者、蓋邪遏肺衛、氣道失宣、肺與大腸表裡相應、而同病也、凡溫熱挾濕、每多便溏、即熱迫旁流也、故葉氏曰、溫熱便溏為邪未盡、至見溏雖有便溏、或稀水、或清水、有度不多、下必爽利、為子殘其邪、從下解耳、慎勿悞為漏底傷寒論、莫作泄瀉治、若溫熱病中、飲湯便湯、飲藥便藥、同泄無休、者、乃屬直腸矣、言物不化、臟腑已敗、安有生理、如見便血、大下成盆者、乃屬陽明胃腑、血液盡傾而出、終屬不治、若暫下血塊、紫黯醬色等類、雖下不多、乃屬熱傷所致、陽明多氣多血之經、雖經傷下、真陰血液未損、可治、其有便秘者、屬熱極津乾、腸不潤、而燥結故也、涼血潤腸則通、不應者、可下之、余如遇熱極致燥、不便無汗、昏厥噤口、肢攣脈伏等症、皆用甘寒開閉、清潤化痰、汗便俱通、惡象悉除、蓋取竅通則邪自洩耳、

飲食宜忌 二十

莫使強餐飲食過。粥漿漸補豈消磨。
助邪膩膈難開洩。但飲清茶得汗多。

蓋邪未開洩，胸必煩悶，慎切強進飲食。強進則不化，胸脘愈加窒塞，食不化為有形之實邪矣。會有形之實邪，與無形之溫氣互相蒸鬱，勢必難散，消之不可，清之不應，最難理治。凡病家一見多日不食穀，病人燥熱，渴喜飲茶湯，每與粥漿代之。殊不知濃粥稠漿膩滯膈間，與溫邪結聚混擾，遂至衛氣不通，邪何由得出。恐有入營內陷之險，豈不畏哉。然病家此弊尤多，若不與言，焉知此理乎。

熱化斑疹 廿一

汗出淋漓病未刪，胸膺痞滿不寬悶。
有些咳嗆身猶熱，試看肌膚化疹班。

凡溫熱病，得汗未解，胸膈未寬，身猶壯熱者，防發班疹。先看胸背兩脇，點大在皮膚之上，為班；小粒在，為疹。宜見不宜多，班有色痕而無顆粒，小者如芝蔴，大者如豆瓣；疹有顆粒，或如粟米，或如蚊蹟，或隨出隨没。初起必鼻塞聲重，咳嗽頭痛，胸悶等象。班屬三焦無根之火，疹屬心脾濕熱之火，其上侵肺則一，此謂前賢雖論，據愚見，癮疹與溫熱所化者，班屬陽明血熱之毒，疹屬太陰濕熱之毒。既見必干心膈脾，故有咳嗽不已，便溏便秘，間有譫語煩躁，蓋此云班色紫小者，心胞熱也；點大而紫，胃中熱也。且班有五色，內應五臟，症屬不救，更有白疹，另詳其義。至班疹既發，必使邪毒長徹，而要以神情清爽，寢寤如常，猶當慎起居，節飲食，庶免遺後，苟或犯者，即不復病，定有瘡瘍內癰之患。如補益太早，若有胸滿不食，熱病復作，最難理療。巢氏曰：疫病新瘥，胃氣尚虛，過食肥膩生果之物，食橫腸胃，重復發熱者，不治。凡班疹順逆，自胸腹散佈四肢者可治，自四肢而入胸腹者不治。發前先見吐瀉而順，發後吐瀉不止為逆。發前昏譫而為可治，發後昏譫乃屬不治。

班疹辨法　廿二

疹發肌膚屬肺家，胃中班發似雲霞。
純班純疹深紅點，此屬心胞熱毒耶。

凡溫熱之病，汗未解，而至化班疹者，總由蘊熱之氣，熏蒸橫越，而伐其邪毒也，前論謂疹發太陰經熱所化，斑屬陽明血熱而化，既見出于心肺脾三經，故未發時，肌肉必浮腫，隨汗而出。蓋心主血，為汗；肺主氣，在皮毛；脾主肌肉，而形色。故溫熱化斑，必多紅色，甚則紫黯而大，故云似雲霞也。其有深紅小點如蚤痕，隱隱在肌肉之中者，屬心胞熱極所化之毒也，故非斑非疹之謂。若見此小紅點後，身熱未退，病勢轉劇者，必發白疹，而後解。蓋深紅小點，屬心胞熱化，既現而不解，必慮其內陷攻心，故必有險極形狀，若仍能轉出肺衛，則發白疹。蓋心肺道近，自營出衛，乃自重就輕也。若內陷而不出白疹者，必致營傷血，苟得嗆血咯出者，不至損命。如斑化未透，冒風內陷者，得便血，不至損命。蓋腸胃通達故也。如內陷而上下不洩者，必不救矣。

白疹辨法 廿三

白疹多眠屬肺家，渾身熱見密于麻。
晶斑晶疹瑩如玉，濕熱侵淫氣分邪。

疹有白色，而發于皮膚之上，如瘖之形，故又名白瘖。白屬西方之色，而應乎肺，肺主氣，而顆中蓄水，故云晶斑晶疹，瑩色如玉。閱乎氣分濕熱所化，實由心營熱極逼出，故未發時先見紅點，病反轉重者，有昏譫痙厥，脈伏，險極之狀，及發盡既發，必隨汗而起。是日發三次，發時有噴嚏便泄者，為內分其勢，七日而愈。若便秘而兼痰嗽者，必發十二日方透。見白疹後神清可治，神昏不救。發時隨汗出可治，無汗為津液涸，不救。凡未發時食粥漿者，其疹必難發，雖發出必灌漿；若服參茯滋補者，更難發，雖發出必灌膿。灌漿者險極，灌膿者必死。若服連朴燥濕等藥，亦易准發，雖發出必然四肢俱到，暴發。蓋白疹雖屬肺氣，留連不一月，大凡白亡營熱灼所化，故治法清熱為主，淺術為佐，所發出惟如水泡而已，蓋肅清之府空靈之位，既受濁邪驅逐，惟取幽芳其輕清，如粥漿添補，則添熱助毒，如負粟以資糧矣，辛溫發燥，則劫陷動血，如負薪撲火矣，故白疹見而至絕命在，都由悮食悮治至死，熱病至險極而發白疹，得生者往往有之，凡為司命醫家能不驚心乎。

白疹宜忌 廿四

白疹還宜嗽不休，十餘邪裏尚堪憂。
色如枯骨全無噲，肺絕雖能有命留。

凡白疹為病，源屬溼溫，夏秋居多，春冬絕無，其來由最後，先現丹疹，身仍壯熱，倘重股瘦，輕則隨汗見點，重則無汗昏厥，然後鼓機化汗，見點，宜見咳嗽為內外合洩其勢。如重咳嗽，神情安逸者，必需十餘日後方許無害。倘冒風傷食，則不能透徹，再見神昏、窒塞不救。蓋考其源，自心營出肺衛，挾溼邪化熱毒，亟透發之，猶恐遺害，豈容納而不透，內攻心肺乎。肺為嬌臟，主一身之氣道；心為君主，領十二官之安危。故二臟邪陷，性命必傾。粗工不知此義，雜藥混投，令病者就延日久，邪伏愈盛，正氣愈衰，及至發露，色如枯骨矣。見枯骨之色，肺氣已絕。肺氣絕則失宣化之機，邪不出，則內攻君主，神明受毒陷，必煩躁不寧而死。或謂氣脫絕，參芪可救，殊不知參芪但能益氣固衛，而不能祛邪化毒。是以病久正傷，發疹如枯骨者不救。

護持得宜 廿五

再將斑疹細叮嚀，緊避風寒體要溫。

平川玉孖仁口四　頁、逕消定曾医沉

不怕身軀熱似火　却愁無汗與神昏

班疹從溫熱而化者，身必壯熱，胸必煩悶，宜衣被遮護，緊避風寒，身軀溫煖，則微汗津津，班疹從肌膚化出，斯為護持得宜。苟或冒風，身体反涼，毒必內陷，若班毒內陷，猶可從大便通下而化，若疹毒內陷，毒攻心肺，必至痙厥之候，再以急進藥力透出，十中僅救一二。所以班疹未透，身宜溫煖，漸漸隨汗而化出者為順。若班疹既見，身雖壯熱，而無燥無汗，煩躁神昏，此等非冒風內陷，即熱灼陰涸，故無神昏為逆。若班疹齊透，脉靜神清，而無汗者，是邪愈之候也，豈以無汗為逆症耶。若論邪從汗化，當微微而出，透遍周身，若竟咽汗，而身無汗者，是謂熱極，当以重劑化之。若汗出如珠，淋漓不休，唇口蠕動者，為正[illegible]隨邪脫，不救之象矣。故無汗與有汗，微汗與大汗，審究孜焉。

慎防遺害　廿六

班疹源从汗表，经风最怕毒邪回。
若能清微神情爽，犹恐稽留富祸胎。

论班疹之源，必有身热郁蒸，然后随汗而起发。是以必要避风，令毛窍通，汗出邪泄。若不避风，则毛窍闭，元府不通，汗何由出？汗不出，邪不泄，则向里内攻，毒陷脏腑，否能挽救。再论内陷，而不致损命者，亦有从入营伤血，而不伤脏者，是也。既伤血，必向外出而发，已如吐血便血等类是也。至于班疹透后，犹宜紧慎调治，防其饮热复蓓，故药味仍宜清凉退热，甘寒益胃，饮食亦宜淡薄，起居必须保重，庶免遗复之患。

神昏耳聋 廿七

神昏耳聾 十七

溫熱先從衛氣攻　其邪不解入營中
濁蒙清竅迷胞絡　故使神昏與耳聾

溫熱之邪，在衛不解，必衛入營，營中受熱，熱則心神不安，營主血屬陰，故每見陰分時重，陽分時輕，夜寐不安，甚則語亂神昏矣。有等陽分神清，陰分神昏，忽清忽昏，有等陰陽俱昏者，屬重，總由熱邪擾亂心營之故。再論上焦清氣被溫濁之邪蒙遏不升，故有耳聾，亦有目朧朧者，此濁害清也，非傷寒少陽耳聾同論。若耳聾而不神昏者，宜清濁邪，退則清，而見神昏胞絡受困，邪犯宮城，君主不安，急進芳香開閉，如牛黃丸、至寶丹之類，否則即有痙厥之險。再論昏厥，進芳香後，神昏不退者，不治。汗出斑疹透，神昏不退者，不治。病久見神昏煩躁者，不治。神昏舌上無苔者，不治。神昏脈大無倫者，不治。神昏脈無根者，不治。總之神昏只可暂见，不可久见。

昏厥脉法 廿八

人迎脉伏必神昏，氣口当推肺裏扪。
两手見时将痉厥，汗來有總轉機门。

凡診温热之脉，左寸見伏，或糊糢不明者，必神氣不清，盖左寸属心脉，病热，脉当大而洪，今反伏而不明，必由邪氣内閉，故神昏也，若右寸见伏，必由邪遏于肺，氣不宣通，故见伏也，若不内陷心胞，必当外達肌腠，或為臭汗，或發斑疹，急宜清营透衛，使邪外出為妙，如两手六部脉俱伏，面必青黯色，身必發大热，非作汗，即如作痉，痉则噤口不語，四肢筋攣，此属邪閉心胞，故有是状，盖心胞属手厥陰與肝同經，肝主筋，故有瘛掣之象。凡症見痉厥，屬陰氣進，清營開閉之法，以神清為安，否則慮其閉脫。再論痉厥脈伏，暴起之症，或為將欲作汗，自營出衛，絡機所致，守其汗出，自然厥退脈出。再診視色，脈和後安靜為順，脈數疾煩躁神昏者為逆。如病久見神昏痉厥，皆不治。

昏厥治法

廿九

若見神昏痉豈輕。芳香開竅望神清。
汗來已透仍譫語。必不勝邪命以傾。

溫邪而至昏厥者，必內閉胞絡，急進芳香開閉法，如牛黃丸、至寶丹之類，服後汗出，當睡臥安靜，神清。若仍煩躁神昏者屬逆。若斑疹未透，再可清之，否則慮其內惱不可救矣。再論譫語屬陽明實熱，身體輕旋便捷，甚則踰牆上屋，作見妄見，下之得燥糞下自安。若蓄血症，身軀必重，轉側猶難，宜涼血散血。凡血熱交并，其脈必洪盛而滑，若汗出已透，譫語不退，旦暮無寐，煩躁頻增，身猶壯熱，飲食不進，但謂陰陽交，必死不治。

譫語辨症 三十

溫熱彌漫濁未清，辨神昏裏再論評。
譫言蓄血身軀重，實熱陽明捷便輕。

葉氏曰：三焦不得從外解，必致裏結，裏結于何，在陽明胃與腸也。是以熱邪在裡，每有神昏，若在心胞，則痙厥，在陽明，則譫言狂妄，踰牆上屋，非平日所能。今反能之是胃熱結于胃府之故也仲景有急下之以存真陰是也如譫言而見身軀重着不移痛以拒按者畜血也宜桃仁承氣之類葉氏謂涼血散血是也如昏厥譫言身体重着不移審其熱邪仍在上焦氣血之間曾得汗而邪未解者肌膚有隆胖之形或數然後再發白痦而已不可不知

疹斑總論　廿一

疹斑無汗正堪憂　舌上無苔命必休

汗後昏譫兼脈躁　憑君有藥總難投

凡班疹既見而無汗出者屬逆何以故耶蓋病自溫熱所化挾溼而成譬如竹林之笋雖有根芽在泥土之中必得雨露而後透長如無潤澤雖透出而終不

或後必枯槁。人之肌肉，而比地之泥土。泥土賴有滋潤，奈何烈日逼焦；肌肉賴有血液，皆因酷熱灼乾。所以疹斑雖見，而無汗出，五液已涸，必死候也。再論斑疹雖見肌肉之間，毒必自內發外。蓋有諸內，必形諸外也。視其舌上，必有苔色。若斑疹正盛，舌上如常人，無病無苔，更無津液，或如鏡面者，必死。是何故耶？蓋熱毒正與全露於外，舌反無苔，必由真元之氣，盡出於外，內藏空虛，而實正虧，故云不治。若神情和，脈靜熱退，而舌上無苔，當是將愈之候，豈再云不治哉。再論斑疹形色已透，汗後身仍壯熱，昏譫不退，脈躁急疾，此等即陰陽交也。經言雖愈必死是也。

舌苔絕症 廿二

舌間何故現紋楞。傷寒無津有鄭聲。

此屬熱傷陰液固　良醫妙藥救難生

凡熱病舌苔如白衛絳營，瑣碎痞瘤共剩厚薄種種，取有津液為可治。腫胖為毒盛，如瘦癟無津液，而有橫紋如蘚痕者，此必溫熱病久，臟腑津液俱被熱灼盡涸，故見此舌，真元已竭，故有鄭聲，鄭聲者，重疊其詞，言語不明是也。仲景云：實則譫語，虛則鄭聲，雖無譫語，而有鄭聲，更見舌苔瘦癟橫紋者，雖神清能飲食者，必不治。何謂耶？蓋熱邪未盡，陰液先竭，縱有甘霖之澤，難救枯槁之苗矣。惟此舌者，前人尚未論及，乃余臨証試驗，故之謹述備考

攻補誤治　廿三

衛不解邪營分留　因輕至重病難瘳

誤攻誤補全無益。 幾度庸工藥咒殺。

論溫熱初病，治當辛涼清衛，之不解而入營，即當清營達衛，病不甚者，猶可遠衛而解。前言汗瘄班疹，俱分解之門户，如醫者，不明此理，或言感冒風寒，肆用辛溫發散，或將感受暑溼，任投燥助熱，見胸悶作食滯，攻之，見神倦作體虛，補之，奚料百無一效，困輕者至重，困重者至死，雖死猶不自省醫殺者也，殊屬痛恨，故一經庸工悞治者，多凶少吉，苟或病人體素強壯者，猶可挽救，若體質柔弱者，一經悞治，即有正不敵邪之險矣，雖有參芪補益，溫病遇補，則邪勝，助其邪勢，蒙其出路之危，縱屢不能救命，此非虛語，實臨證目覩不爽，故特云耳。

悞治五篤 廿四

时日耽延將困多，正邪不敵奈如何。
況投藥餌病沉痾，蜂起變端成壞痾。

溫邪失治于兼，遂至漸重，其病本輕，由于庸工之誤，其病本重，再誤于兼，則性命立傾，焉得耽延時日哉。然輕病誤治，耽延日久，已屬險極，譬如行路，東行三十里一程，而去者日往還，則坦然不覺，猶有歇息工夫，若向西而去至三十里，然後知非，再轉東行，則一日工夫，勞而不及矣。然行路今日不及，有明日在，若論治病，豈有此身不及，而待他身者乎？即他身有病溫仍然不識，故每有誤治，因此方耳。然醫家之心本仁，凡見病治病，概欲其速愈，無奈工粗學淺，真理不明，以至誤治，雖誤治而自不知其誤，若自知其誤，則不誤矣。故溫邪誤治，至篤，雖壯之軀，耽延日久，流連于營衛之間，變端百出而成壞症，最难调治。盖清之正衰不任，補之邪実难施，正所謂正邪不敵，藥石投，雖良工妙手，鮮有奏效。

婦人胎産 廿七

且將温熱論分明，開鬱調經治婦人。
權用辛温醫産後，留心禁忌保重身。

婦人屬陰，故情性多鬱，治法必須節鬱調經。致娠婦熱症，須要顧其熱傷胎氣。蓋胎以凉為安，故黄芩為安胎之藥。至于産後病熱者，最难理治，蓋産後去血既多，百脉皆衰，邪乘虚入，既毋顧熱邪，治宜凉化，病經産後，當用温通，為此温凉兩难並進，如何治療。惟臨事者審其緩急，權變活法，庶称巧手。然温熱病患于産後者，而多凶少吉。

細心究治 廿六

對症處方定主裁。望聞問切更徘徊。
其多秘訣堪酬世。確是關心試驗來。

凡為医者，乃司生命權衡。倘臨證識病不真，恐動手便錯。苟或一錯，禍起于反掌之間。故最要細心，切忌造次。研究於望聞問切，俾畧於神聖工巧。雖古聖神医之道難得，然前賢經旨，其義可推。或能博覽群書，自然觸類旁通於治療之法。須辨營衛氣血三焦腸胃挾風挾溼。葉氏曰：大凡看法，衛之後方言氣，營之後方言血。在衛汗之可也，到氣纔可清氣，入營猶可透熱轉氣，入血就恐耗血動血，直須涼血散血。但[redacted]血之與氣，異名同類也。故奪血者無汗，奪汗者無血。故人有兩死而

無兩生。蓋凡脫血者無再發其汗，發汗者無再奪其血，若兩傷之，則有兩死而無兩
生矣。至于三焦，可以類推。若三焦不得從外解，必裏結在腸胃，亦宜下法。此論治法大端，後患
見從軀殼外化者，有三：汗、疹、斑是也；從臟腑內化者，有三：痰、血、便是也。然溫熱之輕者多
挾風，風為陽邪，其動速，故來亦速，去亦速，發于春令之風也。溫熱之重，必挾濕，濕為陰邪
其性遲漫，故有見斑疹後而不解，復發白疹而後已，發于夏秋之濕也。凡溫熱之甚者，
即是瘟疫。瘟疫乃天地不正之氣，故多穢臭，所以有傳染。臭必秘惡而鬱熱，熱則釀毒而
叔微，故取清涼、退熱、亟芳開閉，故古人佩蘭草以避疫穢，即此義也。至于營衛不解邪，
臟腑不內害，邪從不徹，流留經絡之間，故後有患瘍毒而已。如古謂風濕上攻，三陽受
邪，為大頭天行之類，風火喉痹之屬，總係熱邪為病，風濕為殃。試攷古法，皆取清
化。是故溫熱為病，論治如斯而已。再論行經三焦，動病則耳聾，脈行耳中，小腸之脈
却入耳中，至聽宮而聾矣。再論病人氣象與常人氣象，而推胃之大絡，名曰
虛裏，貫膈絡肺，出于左乳下，其動應衣，脈宗氣也。但土為萬物之母，其為十

二經脉之宗，盛喘數絶者，則病在中結，而橫有積矣，絶不至曰死，乳之下其動應衣，宗氣泄也。再附刺逆從論經曰：春氣在經脉，木氣疏通。夏氣在孫絡，火氣充滿。長夏氣在肌肉，土主肌肉。秋氣在皮膚，肺主皮毛，其氣輕浮。冬氣在骨髓中，腎主骨髓，其氣沉深。

纂訂既成再疊可觀圖韻七律二首

旨出軒岐作楷模，詩成三十六章俱。憑他病裏深磨勘，指掌回春淺見膚。視色大綱原易識，折肱小道儘堪圖。試看先哲傷寒論。法古摹今入妙甚。漫將溫熱論從新。天地與人一氣申燮理陰陽參色脉。推求生死審精神。刀圭莫說胸中策。方藥良等肘後珍。悟到居心才好手。按斯疾也療斯人。

光緒乙未年小春月張峻豫謹題

醫門彙選一卷

〔清〕汪宗淦編

清抄本

醫門彙選一卷

本書爲中醫温病學專著。汪宗淦，字稚琢，清代吴門醫家，具體生平不詳。本書按照經義、論證、論脉、辨寒熱、决死候、辨症、論治、論轉筋八個專題，選録歷代有關霍亂病因病機、辨證施治的理論和經驗，兼有作者的評按。它系統地將霍亂的因證脉治予以總結和解析，内容系統且全面，具有一定參考價值。

醫門彙選

醫門彙選

吳門汪宗淦稚琢編輯

霍亂

經義

素問六元正紀大論曰太陰所至為中滿霍亂吐下　又曰土鬱之發民病心腹脹腸鳴而為數後甚則心痛脇䐜嘔吐霍亂飲發注下胕腫身重　此言溼勝之病

又曰不遠熱則熱至熱至則身熱吐下霍亂　此言因熱而致之病

氣交變大論曰歲土不及風乃大行民病飧泄霍亂　此乃風木勝土之病

靈樞經脈篇曰足太陰之別名曰公孫去本節後一寸別走陽明其

別者入絡腸胃厥氣上逆則霍亂　此言氣逆之病

靈樞五亂篇曰清氣在陰濁氣在陽營氣順脉衛氣逆行清濁相干亂于腸胃則為霍亂　按经言氣有五亂霍亂其一也

論證

傷寒論問曰病有霍亂者何荅曰嘔吐而利名曰霍亂問曰病發熱頭痛身疼惡寒吐利者此屬何病荅曰此名霍亂自吐下又利止復發熱也

尤在涇曰邪在上者多吐邪在下者多利邪在中焦上逆為嘔吐復下注而利者則為霍亂霍亂者揮霍撩亂成於須臾變動不安而其發熱惡寒亦与陽明相類也〇霍亂之病本自外來以其人中氣不足邪得乘虛入裡傷於脾胃而作吐利所以有發熱頭痛身疼惡寒之症或邪氣直受侵脾胃先自吐下迨利止裡和則邪氣復還之表而為發熱今人吐利之後往往發熱煩渴者即其証也

傷寒脉微而濇者本是霍亂今是傷寒却四五日至陰經上轉入陰必利本嘔下利者不可治也欲似大便而反失氣仍不利者屬陽明也便必鞕十三日愈所以然者經盡故也

尤在涇曰脉微為少氣濇為無血傷寒脉不應微濇而反微濇者以其為霍亂吐下之後也本是霍亂今是傷寒者吐下止而復更發熱如上條所云也熱則邪還於表當從陽而解矣乃四五日至陰經上轉入陰必利者邪氣不從陽而解而復入陰為利也夫霍亂之時既嘔且利裡氣已傷今邪轉入裡而復作利則裡氣更傷故不可治若欲大便而反失氣仍不利者胃氣復而成實邪氣衰而欲退也故可期至十三日愈

下利後當便鞕々則能食者愈今反不能食到後經中頗能食復過一經能食過之一食當愈不愈者不屬陽明也

尤在涇曰下利後便鞕病在太陰而轉屬陽明也陽明病能食者為胃

和不能食者爲胃未和是以下利後便鞕而能食者愈或始先不能食繼轉而食者過於前一日亦愈其不愈者則病不屬陽明雖能食不得爲胃和故病不愈也

以上二條徐洄溪曰此霍亂是傷寒變症與霍亂本症微別

吐利發汗脉平小煩者以新虛不勝穀氣故也

尤在涇曰吐利之後發汗已而脉平者爲胃邪已解也邪解則不當煩而小煩者此非邪氣所致以吐下後胃氣新虛不能消穀穀盛氣衰故令小煩是當和養胃氣而不可更攻邪氣者也

巢氏病源論曰霍亂者由人溫涼不調陰陽清濁二氣有相干亂之時其亂在於腸胃之間者因遇飲食而變發則心腹絞痛其有先心痛者則先吐先腹痛者則先利心腹並痛者則吐利並發挾風而實者身發熱頭痛體疼而復吐利虛者但吐利心腹刺痛而已亦有飲酒食肉腥膾生冷

過度因居處不節或露臥濕地或當風取凉而風冷之氣歸于三焦傳于脾胃脾胃得冷則不磨不磨則水穀不消化亦令清濁二氣相干脾胃虛弱則吐利水穀不消則心腹脹滿皆成霍亂霍亂有三名一名胃反言其胃氣虛逆反吐飲食也二名霍亂言其病揮霍之間便致繚亂也三名走哺言其哺食變逆者也

千金方論曰原夫霍亂之為病也飽食肫膾復飡乳酪海陸百品亡所不噉眠臥冷席多飲寒漿胃中諸食結而不消陰陽二氣擁而反戾陽氣欲升陰氣欲降陰陽乖隔變成吐痢頭痛如破百節如解遍體諸筋皆為回轉論時雖小卒病之中最為可畏○又曰凡飲食相尅者為病相生者亡他經云春不食辛夏不食鹹季夏亡食酸秋不食苦冬亡食甘此不必全不食但慎其太甚耳諺云百病從口生盖不虛也四時昏食不得太飽皆能生病從夏至秋分忌食肥濃然熱月人自好冷食更與肥濃兼食菓菜

々節逐冷脹卧冷水洗浴五味更相尅賊雖欲々病不可得也○又曰凡諸霍乱忌與米飲胃中得米即吐不止但與厚朴葛根飲

論脉

得效曰霍乱脉浮洪可救微遲不語々氣少難治○醫鑑曰脉代者霍乱代而乱者亦霍乱又関脉滑為霍乱吐利又滑而不匀必是霍乱吐利脉代勿訝○脉訣曰滑數為嘔代者霍乱微滑者生濇數凶斷○正傳曰脉微濇或代散或隱伏或虛大結促不可斷以死脉乱故也

辨寒熱

霍乱初起發於陽分身熱面赤口苦大渴引飲氣粗煩躁有汗神昏筋脉抽掣不甚痛者為熱○發於陰分身不熱面白或青手足先冷口不渴々氣少神清筋脉收掣必大痛者為寒

決死候

霍亂轉筋入腹四肢厥冷氣欲絶如脉洪大可治脉伏而神清言語失音四肢冷過腕膝喘急舌卷囊縮者死　煩躁發狂神昏譫語氣促膏汗如珠而脉沉遲者亦不治　暴瀉後面唇青黑肌肉盡削眼窠落陷者死

愚按經論霍亂言濕者太陰土臟自病也言風者乃土虛木尅為賊邪也言熱者原文不遠熱三字袛論藥食而令氣之暑熱傷人最酷更甚於藥食是當以暑熱為主也言氣逆氣亂者總言其偏陰陽反戾清濁渾淆中焦氣機升降失職也後賢推而廣之言風冷言飲食言七情氣鬱而霍亂之病因始備大抵霍亂多起于夏秋之間冬月偶尔有之亦由感非時之氣暴寒暴暖故也皆因外受風寒暑濕兼之內傷飲食鬱結胃不降則濁陰上泛脾不升則清陽下陷以致陰陽乖隔清濁

相干而然遂令寒熱二氣交迫則人身之氣閉血滯故倉卒之間揮霍撩亂也須當參究天有氣運之不齊人有體質之各異以及邪氣有表裏病情有轉變方法具後用者宜細審耳

辨症

劉河間曰吐下霍亂三焦爲水穀傳化之道路熱氣甚則傳化失常而吐瀉霍亂火性燥動故也世俗只謂停食者誤也

陳無擇曰霍亂者心腹卒痛嘔吐下利憎寒發熱頭痛眩暈先心痛則先吐先腹痛則先利心腹俱痛吐利並作甚則轉筋入腹則斃蓋陰陽反戾清濁相干陽氣暴升陰氣頓墜陰陽痞隔上下奔迫揮霍之間便致霍亂急宜救治更詳別三因隨内外以調之

外因傷風則惡風有汗傷寒則惡寒無汗冒濕則重著傷暑則煩熱凡外因必自經絡傳入臟腑須以脈証推其所因隨經調之

内因七情藏氣既鬱結聚涎飲痞隔不通遂致滿悶隨其勝復必作吐
利當從内所因治之
張戴人謂風濕暍三氣合而為邪蓋脾土為風木所尅鬱則熱乃發
發則心火炎上故嘔吐嘔吐者暍也脾濕下注故注瀉者濕也風急甚
故筋轉轉筋者風也
王海藏謂風濕熱外至生冷物内加内外合病
準繩曰要以脾胃之濕為病之本諸邪感動者為病之由然其間有
虛有實邪有陰陽相干之孰甚皆宜消息審治至謂傷寒吐利者
由邪氣所傷霍亂吐利者由飲食所傷其有兼傷寒之邪内外不
和者加之頭痛發熱而吐利者是霍亂傷寒也仲景於寒邪傳入
中焦胃氣因之不和陰陽痞膈者用理中四逆等治之
保命集云有從標而得者有從本而得者有從標本而得者六經之

變治各不同察其色脉知犯何經隨經於本允施其治此治霍亂之法也

李士材曰霍亂者揮霍變亂起于倉卒陰陽反戾清濁相干上下奔迫須遵内經分濕熱風暑虛實而為施治

張路玉曰此病多發于夏秋之交在寒月亦間有之昔人云由伏暑所致然亦未必皆爾大抵濕土為風木所尅則為是證故嘔吐泄瀉者濕土之變也轉筋者風木之變也合諸論而求之始為活法然多有饑結傷脾飲食停滯一時壅塞氣不升降而然

又曰夏秋霍亂吐瀉作渴胃苓湯加半夏藿香面赤口乾加炒川連

又曰夏秋感冒吐瀉霍亂六和湯為要藥

又曰身熱煩渴氣粗喘悶或吐瀉厥逆躁擾者此傷暑霍亂宜香薷飲沉冷服甚則手足厥逆少氣唇面爪甲皆青六脉俱伏而吐

出酸穢瀉下臭惡使溺黄赤者此火伏於厥陰也為熱極似陰之候急作地漿煎竹葉石膏湯誤作寒治必死

又曰夏秋之交傷暑霍亂大忌朮附姜桂種種燥熱之藥誤服必死凡夏秋霍亂有一毫口渴者即是伏熱不可用溫補脾胃藥如燥渴小便不利五苓為主本方中肉桂亦宜酌用

張鳳逵曰暑氣入腹惡心腹痛上吐下瀉瀉如水注此暑火暴發升降不利清濁不分所瀉者皆藏府之津液宜速止之用五苓散或胃苓湯利小便清暑火甚者桂苓甘露飲此証有夾食積者醫用下藥誤矣不知津液暴注元氣頓傷當急止之為上分陰陽去暑氣則吐利自止矣

葉天士曰霍亂之症屬濕熱傷於腸胃混亂攪擾而吐瀉即暴注之火也間有口食生冷外受寒邪可用溫熱然須察色辨症為可如面色紅

唇焦口渴大便肛门不熱審知口食生冷外受寒邪可用溫熱之藥
不可一概謂之寒也
又曰霍亂之症多在夏秋暑熱侵入肥臓生冷鬱遏不通致腹痛吐
瀉揮霍撩亂不寧用二陳藿香厚朴等消導清暑而愈者多矣
又曰内熱食物得外寒觸動而起若只胃寒但頭疼身熱焉有吐瀉腹
痛之理
又曰暴病暴死皆屬於火火鬱於内不能外達故似寒証閉竅閉塞
經絡不通脉道不行多見沉滯之火之脉
徐洄溪曰中暑之病如或身熱腹痛脹滿嘔吐瀉利厥冷名熱霍亂
當用香薷飲藿香正氣散主之皆治暑之正法也若傷寒論中又有
寒霍亂一症此乃寒邪入陰用理中湯主之此治寒亂之法也與暑
熱之霍亂絕不相干乃後之醫書於熱霍亂門中附入寒霍亂一方

名大順散用肉桂乾姜即理中湯之变法其方下亦註明治夏月傷冷飲之症昧者竟以之治熱霍乱其死也呼號宛轉唇焦目裂七竅見血熱歸于内則手足厥冷而脉絶微欲絶所謂熱深厥亦深也不知者以為服熱药而更冷其為陰症無疑故目睹其慘死而無悔雖言不信也

張路玉曰夏秋时飲食後觸冒暴寒成此症者藿香正氣散若吐利轉筋為風木行脾平胃散加木瓜

又曰夏秋霍乱多食冷水瓜果所致宜木香藿香陳皮厚朴蘇葉生姜四肢重着骨節煩疼此兼濕也二术二苓厚朴陳皮澤瀉七情鬱結宜烏药香附木香厚朴枳壳陳皮紫蘇

又曰吐瀉不止元氣耗散病势危篤或水粒不入或口渴喜冷或惡寒戰慄手足逆冷或發熱煩躁揭去衣被此内虛陰盛格陽不可以其喜冷去被

為熱宜理中湯甚則四逆湯加食鹽少許須冷服
又曰暴瀉如水周身汗出盡冷脈弱不能言語急投漿水散冷服
又曰舉世治霍亂吐利不問虛實寒熱概用藿香正氣散不知此方專
主胃氣不和陰陽錯亂或夏秋寒熱交加飲食冷熱並進及水土不服之
吐利霍亂因為合劑如見厥逆冷汗虛煩喘噦面赤戴陽脈來虛微弦
細無力此脾胃俱虛火衰不能生土虛陽失守之候在嚴冬見之尤為
最劇猛進理中四逆尚恐不救况堪徒事藿香正氣等耗氣之劑乎
王夢隱曰暑本病邪自外而入者宜甘寒以清之溫熱自内而生
者宜苦辛以泄之
又曰濕甚者胃苓湯分利陰陽暑亦自去熱甚者桂苓甘露飲清其
暑火濕亦潛消若火盛之體内本無濕而但吸暑邪者白虎湯之類
宜之且藏性有陰陽之別陰虛者火旺雖病發時遠犯生冷而橘朴等

只宜暫用陽虛者溼勝雖見煩熱不宜寒涼如胃苓湯已為合法縱使氣虛亦不過補氣清邪並用若進以丁附姜桂之劑真殺人不轉睫矣凡傷暑霍亂有身熱煩渴氣粗喘悶而兼厥逆躁擾者慎勿認為陰證但察其小便必黃赤舌苔必粘膩彼時若投熱藥轉見渾身青紫而死矣

又曰風寒暑溼皆可以為霍亂則冬寒內伏至春夏不為溫熱病亦可以為霍亂也特不多見耳人道及癸亥夏上海大疫蓋去冬積雪久凍寒傷較深且交春過冷入夏甚涼發生之機不暢故伏邪不能分泄為溫病而久伏深藏至夏乘機竊發直犯中樞而為霍亂故多吐瀉腹痛之兼痧而愈後輒有餘波與向來夏秋所行因於暑溼為患者證候則一病情迥異也伏邪化熱自裡達外與伏暑內發理無二致故其人必口渴而刺血則紫黑不知者以為暑令未行有何熱證放膽姜附

往往致死可哀也已

又曰疫之流行必在人烟繁萃之區蓋人氣最熱此日上海地氣日熱穢氣日盛與人身內伏之邪卒然相觸伏邪內發客邪外入兩邪交訌腸胃乃亂而爲吐瀉轉筋之危証氣道立時閉塞血脈因而瘀滯肢冷脈伏手面皆黑此熱深厥深之候也初起急宜開閉俾氣通血活邪得外泄則正自復昧者以爲寒症既不敢刺更投熱藥使邪無宣泄愈閉愈冷甚則正氣無以自容而致厥逆脫所謂內閉外脫也欲開其閉如紫雪絳雪行軍散皆良方也

又曰霍亂吐瀉若因暴感客邪而發者得吐瀉止腿筋舒即可向愈若因伏邪而發者未必速愈証勢難平尚多枝節否則肢冷未澈和或熱未全退胸猶痞悶苔色不化濁澀不行此皆餘熱逗留亟宜清滌餘邪宣通氣道切以其不饑不食而認爲吐瀉傷元妄投補滯勿以其神倦

肢凉而疑作寒凉過度妄進辛温良由深伏之邪久匿而不能盡去也仍宜以輕凉清肅之品頻頻煎服俾其踈瀹自然水到渠成待得知饑然後以飲食消息之自愈至於過服寒凉而便溏不已者必溺清不渴可以資生丸治之

又曰暑熱病脉多虛微澀弱弦細芤遲以熱傷氣也甚至隱伏不應指或兩尺絶之皆邪滯經絡上下格拒使然不可誤認爲虛寒也亦有脉因火觸而反洪大滑數異常者此霍亂所以無一定之脉臨症極宜善審也

又曰脾胃素虛之人中陽既虧寒濕自盛以致霍亂吐利利者必是清穀而非臭穢吐者亦必澄徹而非酸濁小便之利口之不渴又從而可必矣且寒霍亂多見於安逸之人以其深居靜處陽氣不伸坐卧風凉恣食瓜果雖在盛夏之時所患多非暑病王安道論之詳矣輕則

藿香正氣散或平胃散加木香藿香生姜半夏之類濕盛而四肢重著骨節煩疼者胃苓湯加木香藿香大腹皮之類七情鬱結寒食停滯者厚朴湯治中湯頭疼惡寒無汗者香薷飲先解其表隨以大順散調其裡如果脉弱陽虛腹痛喜得溫按瀉出不臭者來復丹此下即張氏說理中四逆漿水等法因重複節去然此篇實由避暑而反為寒傷致病前人妄立陰暑名目貽誤後人遂以謂暑病通宜熱藥此因偶中而錯認面目也

又曰寒霍亂輕者得平即愈重者多兼正虛一俟陽回熱藥不可再投但宜平補元氣如液傷口燥者即須涼潤充津蓋病或始於陽虛而大下最能奪液不知轉計必墮前功

論治

一霍乱初起暑湿之邪或兼挾穢濁悪氣閉塞竅絡阻遏氣道宜先開竅絡然後随症調治温開用蟾酥丸凉開用紅靈丹其外辟邪豁痰紫金錠或蘇合香丸亦可酌用

一霍乱初起脉難定準當陰陽擾乱邪正不分之時非宜濃鹽湯徐徐與之或二陳湯探吐以提其氣清氣上升則濁氣自餘下降必俟滯濁大出胃氣稍定乃察其寒熱虚实随症調治

一霍乱氣逆泛悪胸膈痞悶臍腹脹痛吐瀉不止甚者亦令肢冷脉伏邪甚于上者宜和胃飲或神香散邪甚于下者宜五苓散与理中宮宜藿香正氣散七情结用七氣湯瓜果積用七香餅食積用保和丸若四肢重着骨節疼痛胸膈滿悶因于湿也宜胃苓湯

一霍乱中暑煩躁身熱氣粗瞀悶面垢口渴喜冷有此数端是实熱症也

只以地漿為治表裡兩解黃連香薷飲陽明火盛傷津宜用甘寒直
清其暑或白虎湯或竹葉石膏湯均可參用
一霍亂吐下汗出小便復利或下利清穀裏寒外熱脈微欲絕或發熱
惡寒四肢拘急或吐瀉不止元氣耗散或水粒不入或口渴喜飲或惡
寒戰掉四肢逆冷或發熱煩躁揭去皮被此並非熱由內虛陰盛也皆
宜急用附子理中或四逆俱冷服或暴瀉如水嘔吐清涎洩利不渴
外發寒涼內停生冷脘腹急痛因於寒也亦宜前法以溫散之
一霍亂吐利已服理中四逆厥熱不解者以竹葉湯主之
一霍亂下焦實熱大小便不通氣逆不續嘔逆不禁名曰走哺此下焦氣逆
于胃下口別入迴腸注于膀胱并與胃傳糟粕而下大腸令大小便不
通故知下焦實熱之所為也宜用人參湯主之
一霍亂後吐瀉雖定而中氣受傷或夾酒積嘔噦用七味白朮散陰虛

少血者宜理陰煎加木瓜若吐利脈浮自汗者宜四君子湯主之

一霍乱吐瀉不止面青手足厥冷及轉筋諸藥不效者宜用青金散又下焉陰陽錯逆嘔吐不止粥食不下用正氣丹即青金散加半夏

藿香附子

一乾霍乱亦由胃氣虛弱中天地邪惡污穢之氣欝於胸腹間上不得吐下不得瀉以致腸胃絞痛異常胸腹驟脹遍體紫黑頭頂心必有紅髮急尋出拔去之急以三稜鍼針刺委中穴擠出熱血可立蘇更用新汲涼水入鹽兩許恣飲得吐瀉即止委中穴在兩膝下灣橫紋中間兩筋之中刺入一分然後用蘇合香藿香檀香乳香芒硝童便川芎白芷蒼朮及二陳湯藿香正氣散必效切不可用涼藥但药必冷服

一妊娠霍乱先吐或腹痛吐瀉必由於熱宜香薷散或加藿梗〇頭痛體痠疼發熱必挾風宜藿香正氣散去厚朴加防風蘇梗患此者防損胎

若產後霍亂藏府虛微飲食不消觸冒風冷所致也其有熱而欲飲水者宜五苓散有寒而不欲飲水者宜理中湯有虛冷者宜附子理中湯或來復丹皆宜分別斟酌擇用

一霍亂初愈不可驟用穀食油膩等物惟宜黃米清飲帶溫徐徐服之俟神氣稍來復中氣既清然後可用落糜愈後調理之劑總以養胃健脾為主

一霍亂吐多者必轉筋不渴即臍上築者為腎氣動當先治其築治中湯主之去朮加桂心去朮者以朮〔腎惡燥〕故也加桂者恐作賁豚也吐多者去朮加生姜下多者復用朮悸者加茯苓吐利止而身體痛不休者當消息和解其外以桂枝湯小和之

論轉筋

聖濟總錄論曰霍亂轉筋緣風冷傷于三焦傳於脾胃脾胃得冷則傷氣不得宣行致四肢筋絡不得舒緩此蓋中下不足其候胃悶不安脛筋攣結腨肉緊痛反急於上蓋足陽明之經是膀胱之脉寒也然足陽之脉其支者起胃下口循腹裏下至氣衝中而合以下髀關抵伏兔下入膝臏中下循髀外廉足太陽之經其脉循髀外後廉下合膕中下貫腨內是動則病髀不可回轉膕如結腨如裂治宜調胃府而溫膀胱之經如此則小水得宣寒冷自下胃府溫和霍亂可愈

巢氏病源論曰霍亂而轉筋者由冷氣入於筋也冷入於足之三陰三陽則腳轉筋入於手之三陰三陽則手轉筋隨冷所入之筋々則轉々者由邪冷之氣擊動其筋而移轉也

陳无擇曰轉筋者以陽明養宗筋屬胃與大腸今暴下暴吐津液頓

亡外傷四氣內積七情飲食甜膩攻閉諸脉枯削於宗筋宗筋失養必致攣縮甚則卵縮舌卷為難治

劉厚宗曰冷熱不調陰陽相搏故轉筋攣痛甚者遍體轉筋此實陰陽之氣反戾風寒乘之筋失血氣所榮而然也

葉天士曰轉筋者肝木盛而尅土此為賊邪最為危急因肝性急肝火為外寒所束不得疎泄故筋急拘攣作痛即寒包火也惟浴法最妙宜以紅蓼紫蘇煎湯浴之外得溫煖外寒散去內火疏泄其筋即舒未可為血虛而宜補之

愚按以上五条精選確論經言諸轉反戾皆屬於熱蓋熱為病之本寒為病之標古方以吳萸木瓜為主藥有用柴胡木瓜吳萸川連皆取其辛以散鬱苦以泄熱酸以斂逆也金匱用雞屎白者取其瀉土泄木也其外溫熨針灸灌絡不外辛溫以散外寒使裏熱

外世之意耳

折肱心悟痢疾明辨一卷

〔清〕吴士瑛撰
清沙綺樵抄本

折肱心悟痢疾明辨一卷

本書爲中醫温病類醫籍。又名《折肱心悟痢疾明辨》。吴士瑛，字甫恬，號壺蘆山人，又號子虚子，暨陽（今江蘇江陰）人。成書於清咸豐七年（一八五七）。本書集吴氏四十年治痢疾的心得，辨六經、列四綱，從痢疾初證到痢疾壞證，以及老人虚痢、休息痢、産後痢、胎前痢、噤口痢，詳論古今方法之得失，并附以治驗諸案，爲治痢疾的專書。

折肱心悟明辯

泛綺樵錄

折肱心悟痢疾明辨自序

嘗謂醫者意也通其意則靈不通其意則滯善用其意則巧不善用其意則拙余嘗有句云學醫漫説秘青囊用法全憑用意良又云讀書泥古非師古因證施方不執方甚矣醫貴通其意而尤必善用其意也何則道本無言因以顯然一落言詮便着相矣渾言之而無所不通者聖言也專言之而條分縷晰者凡言也然規矩在此繩墨在此熟于規矩繩墨之臧甚

而能因時制宜處處參以活法而又動合古法斯得之矣即如痢疾一門外因六氣之邪內因飲食之積又兼感時厲之氣合而成病乃時氣也古之醫書每以臟病內傷下痢混同論治執死法者滯而不圓拘古法者泥而不變爰著痢疾明辨分六經列四綱辨種種見症以及婦女胎產四十年來由折肱而心悟由心悟而知古今之得失一一辨之以俟後之君子倘有通其意而善用意者非予之所望也夫

咸豐七年歲次丁巳閏夏五月之吉江陰吳士瑛甫

恬氏序

凡例五則

一痢疾由暑濕熱三氣夫人知之及至治病虚實不明表裡不辨用藥雜亂無章胸中全無把握故首列六經辨症以資考證明乎此則傷寒六經亦貫串矣

一痢疾四大綱乃嘉言喻氏扼要法渠外甥舒進

賢親承口授竊附鄙意公之同志

一痢病三陽最多皆因初起悮治或延久不治而入三陰從未有病起即見三陰者此中最宜分別

一醫案如州縣詳辦之成案所以印証諸病之寒熱虚實也辨症在此治法在此效驗亦在此閱此未免煩冗然皆臨症之要法宜詳辨之

一各條歷〻言之明白曉暢皆從心中悟出江浙

而省患者實在如是未知他省如何稽之宋元明以來殊多岐説惟河間劉子丹溪朱子若合符節故尊之爲四大家景岳張子從而非之專于温補遺外感而重内傷未免一偏之見歟

痢疾明辨

暨陽壺蘆山人子虛子吳士瑛俯恬氏著

辨痢之源

痢疾一証古稱滯下乃時邪病也暑濕熱三氣之邪

滯於腸胃三焦流行之機因此阻滯所下無非濕火蘊釀之積垢久之便傷及腸中之脂液其現証也則裡急後重數至圊而不爽其腹或痛或不甚痛或痛之極故曰滯下蓋滯者氣血被邪凝滯之謂下者暴注下迫之謂也其病名最確又曰腸澼並無痢疾之稱後世謂之痢疾命名不切蓋痢者通痢之謂也而非滯下之後重窘迫明矣醫書每列于雜證門中初不指明為溫暑時邪之疾且又與泄瀉連類而及混

同論治虛實寒熱不分致後人誤以淺瀉之法治痢而於難經五泄之義茫然無所分别徒知理脾健胃消導破氣溫燥亂進殺人無算殊不知即小腸泄大瘕泄也故其痛必在少腹及當臍小腸部位也瘕者有似癥瘕塊痛痛則泄泄又不爽如有痞塊也熱傷氣分白凍多熱傷血分紅凍多赤白相雜者氣血交病並非赤爲熱白爲寒也李士材王損菴諸賢皆有明論惜未窮其本源海虞吳本立有痢症彙參一書

不過摭録前賢方論瑜瑕並收不知棄短取長編書者既少卓識又不能闡發此中精義可為治痢指南至倪涵初痢疾三方徒令印定後人心目皆無足取惟嘉言喻子議論頗詳時醫亦不參政予數十年來目擊心傷臨症之暇殫心參究頗有一得聊與及門論之以期濟人顏曰痢疾發明條陳於後不止其名而仍曰痢疾者從俗也不揣固陋就正有道倘蒙高賢賜教則幸甚

孰六經表裡陰陽虛實寒熱乃治痢要訣

凡病必先辨明六經，一切外感內傷不能舍六經而爲治，於痢疾何獨不然。首太陽爲諸陽主氣，察其邪從太陽經陷入者，宗仲景太陽例，桂枝、羌活爲主藥；從陽明經陷入者，葛根爲主藥；從少陽經陷入者，柴胡爲主藥。陷入陽明之腑，有結有熱者，三承氣湯選用；有熱無結者，黃芩湯、諸瀉心湯選用。此外感三陽利之成則也。失治則由三陽陷入三陰。少陽陰經有寒症有熱症熱則黃連阿膠湯猪苓湯猪膚湯寒則桃花湯真武湯四逆輩厥陰經有寒症有熱症有寒熱錯雜症熱用白頭翁湯寒投吳茱萸湯寒熱錯雜進烏梅丸獨太陰有寒症而無熱症所謂鶩溏是也理中湯為主方此定例也不獨痢疾為然一切病皆當平脉辨症使寒熱虛實表裡陰陽八字胸中了〻指下了〻庶幾下手無悞學者先當明理

辨痢大綱有四

一曰陷邪凡一切外感惡寒發熱忽而裡急後重下白凍或出黄如糜此三陽經之熱邪下陷也而暑濕熱三氣尤多此病無論發熱與不發熱審其為陷邪嘉言喻子用活人敗毒散謂之逆流挽舟法至精至妙觀此論曰内經冬時傷寒已稱熱病至夏秋暑濕熱三氣交蒸互結其熱十倍於冬月矣外感三氣之熱而成下痢其必從外而出之故以必從汗先解其外後調其内首用辛凉以解其表次用苦寒以清其

裡一二劑愈矣失于表者外邪俱從裡出不死不休故雖百日之遠仍用逆流挽舟法引其邪而出之于外死症可活危症可安治經千人成效歷歷可紀金匱有云下痢脉反弦發熱身汗者自愈夫久痢之脉深入陰分沉濇微弱者忽然而轉弦脉渾是少陽生發之氣非用逆挽之法何以得此久利邪入于陰身必不熱間有陰虛之熱則熱而不休今因逆挽之勢逼其暫時燥熱頃之邪從表出熱自無矣久利陽氣

下陷皮膚乾濇斷然無汗今以逆流挽舟之法衛外之陽領邪同還入于表而身有汗是以腹中安靜其病自愈此段議論從古無人論及乃治外感三陽邪陷為痢者之寶符吾鄉前輩明醫姜恒盈先生諱健始用此法及門宗之審為陷邪萬舉萬當百無一失嘉言喻子恐淺學不能分經用藥舉活人敗毒散以為矩矱首用辛凉以解其表不使陷邪變重次用苦寒以清其裡則河間丹溪清熱導滯之法躍然言外矣

引證

舒進賢曰所謂陷邪者六經之邪陷入而為痢治法當從六經之例再看兼見何經之症即如何經之藥於其間合而治之如兼見太陽表症有汗主桂枝無汗主麻黃兼見太陽腑症仍兼五苓陽明表症兼見加葛根陽明腑症兼見察其淺深而斟酌於白虎承氣兼見少陽表症用柴胡裡用黃芩太陰虛寒之症附子理中少陰協水而動者溫經回陽協火而動者

生津解熱厥陰純陽無陰之症破陽行陰純陰無陽之症温経止淺陰陽錯雜之症寒熱互用陰陽並驅凡此六経邪陷以六経之法合而用之無不立驗又鶩溏一症糞内帶清水如鴨糞常見于陷邪之中屬太陰臟寒主用芪朮姜附温津散邪　甲寅夏與及門論痢疾三陽濕熱最易下陷于手陽明足陽明手太陽之腑失治則陷入三陰便屬棘手適友人以陳修園明府名念祖所著醫書數種見示觀其痢門救

道之道實獲我心即録于此印症陷邪非臆說也陳修園曰醫書云脉沉小者易治脉浮大者難療又云發熱不休者死此遵內經腸澼一論執一不通之過也余别有所悟脉浮為表邪浮而兼大是表邪侵於陽明之界而下痢仲景有葛根湯等治法發熱不休非感冒風寒即是邪留經絡宜用桂枝湯四逆散祛風寒以調經絡人參敗毒散加老米名倉廩湯亦是此意大抵初病治法發熱惡寒者香蘇飲加防風

川芎或四逆散以取微汗若寒熱往來多嘔者用小柴胡湯若熱多而口渴者小柴胡去半夏加瓜蔞根主之若發熱不惡寒裡急後重者以葛根黄芩黄連甘草湯照古法先煎葛根後煎諸藥日服二三劑必愈若用痢門成方其邪無不陷入變危者予深恨傀氏三方為殺人之具

愚按三陽經陷邪有虛實之分實者必陷陽明之腑俗云無積不成痢蓋因積滯引邪而入也虛者

中氣之虚活人敗毒散中有人參夾虚者必須加入以鼓舞胃氣至三陰經陷邪悉宜遵仲師心法附録三陽陷邪醫案俾知虚實之辨了然心目以增識見喻嘉言治周信川年七十三平素體堅秋月病痢久而不愈至冬月成休息痢一晝夜十餘行而面目浮腫肌膚晦黑診其脉沉數有力謂曰此陽邪陷入于陰之症也吾以法治之尚可痊愈于是以人參敗毒散煎好用厚被圍椅上坐定置

火其下更以布條捲成鵝蛋狀置椅褥上墊定肛門使內氣不得下走然後以前藥乘熱與服良久又進前藥遂覺皮間津〻微潤再流以熱湯教令努力忍便不得移身如此約二時之久皮間津潤病者心躁畏熱始令連被卧是晚止痢二次已後改用補中益氣湯一晝夜止下三次不旬日而愈蓋內陷之邪欲提之轉從表出不以急流挽舟之法施之其趨下之勢何所底哉

聞王星宰患久

痢諸藥不效蘇郡老醫進以人參敗毒散其勢差減大有生机但少此一段斡旋之法竟無成功故凡遇陽邪陷入陰分如久瘧久熱等症皆當識此意使其緩〻透出表外方為合法若急而速則恐纔出又入徒傷其正耳

吳興陸養愚治歸安李令尹之岳路途感冒至署頭常微痛身體微熱然飲食如故不以為意數日後患水泄小便赤濇自服胃苓湯不止後赤白又服芩連枳椰白芍木香

二劑不效李公邀予診視脉兩手浮弦沉按濇數曰此因表氣不舒故裡氣亦不順偶值脾胃不調而泄痢也以五積散加白蔻木香二劑大汗而諸症悉痊　盧紹菴評云長途未免勞頓感冒又兼表邪飲食失調業已成痢世俗惟投痢疾之藥此其常也先生以五積雙解表裡之邪得汗而諸症如失痢因汗愈非真知灼見孰敢如斯

惺葊治塘橋龎桐帆下痢晝夜約二百遍腹痛後重

無庀刻安初起本有微寒發熱之象至第二日寒熱已無第四日延余治之見其神清音亮脉浮弦数用活人敗毒散一劑次早又服一劑晚用潔古芍藥湯製大黄三錢去桂是日下痢百餘次第三日再進敗毒散一劑加白芍木香檳榔汁至晚痢减十之七三更時又進芍藥湯熟軍止用二錢白芍用肉桂炒是夕出溏糞頗多利减半又投芍藥湯去桂大黄加桔梗是夕下痢三十遍明日停藥一天次早用輕劑漸

次平安為時不過十月而愈症雖重每日能吃粥三碗故能應手時道光己丑八月也

承守丹明經體質素虛壯年即耳聾不寐患三陰瘧忽轉下痢白赤裡急後重神氣昏倦面色青晦瘧發之日昏沉如蒙延予診之謂曰此少陽之邪陷入太陰少陽法宜逆挽使伏邪出表瘧重則痢自止痢重則瘧反輕然治人敗毒散內宜重用人參加木香如是三帖果瘧勢重而痢勢輕但腹痛未止于是停藥

一日當番仍用敗毒散次日用四君子合小建中湯送香連丸冲入木香檳榔汁停藥一日又進敗毒散翌日仍進四君建中香連痢即止而瘧仍如期也用丸藥補正托邪明年方愈

孫姓婦年四十餘質極弱甲寅秋患痢嘔吐不止醫進黄連參术不應痢反劇投藿香正氣散又不應進連理湯又不應易一醫進溫澁之劑烏梅粟殼肉果乾姜症更重日夜七十餘次又一醫用人參姜附痢稍

稀翊日惡寒發熱延予診視脉得浮數微弦其夫謂余曰下痢身熱法在不治耶余曰此陷邪出表乃生机也議小柴胡湯病家不肯發表于是停藥但飲粥湯利漸稀令其鮮荷葉粳米桔梗益元散薄荷泡湯飲明日胸腹白疹滿佈微汗熱退痢止而愈此婦命不該死故温補悞治而劇勿藥而痊或曰此婦平日常吃冷飯冷粥多啖瓜果服參附去其脾胃伏寒故邪熱得從外達理亦有之乃偶中也然三陽陷邪誤

進温補而死者不可勝數必發出紅白疹暑濕之陷
邪方退耳
一病人霍亂明日發熱下痢進活人敗毒散二劑赤
白未止而身發熱班議再投敗毒以發表合犀角地黄
湯以清裡加檳榔木香青麟丸以理氣導滯兩劑而
愈
童佩芬茂才冬初伏暑兼秋燥患痢守不服藥之戒
已將匝月醫進青麟丸燥矣去而痢不減又進製軍

亦不應此時投逆挽法尚可圖治乃易醫進附子理中加杜仲肉果阿膠二三劑痢不止而口燥舌紅脉数大有力延予治余謂伏邪未經透表提出陷邪徒用推蕩無益于事然猶未受害也用肉果白术等藥非太陰病而悞投之則受害深矣安能挽回書一清火育陰方而辭之後聞咽痛舌碎口糜而斃

以上暑舉三陽下痢症萬不可用温補引邪入裡致傷人命切戒切戒

再按外感三陽痢症夾内傷者頗多一時難辨有内傷多而外感輕者有外感重而内傷輕者宜治分别先後緩急之法姑舉一二成案爲則

喻嘉言治張仲儀初得痢疾三五十行即請往診行動如常然得内傷之脉而夾少陰之邪余診畢議此症宜一表一裡但表藥中多用人參裡藥中多用附子方可無患若用痢門諸藥必危之道也仲議以平日深信徑取前方不疑然疾勢未著也及日西忽發

大熱身重如巨石頭在枕上兩人始扶動人事沉困舉家惶亂忙〻服完表裡二劑次早診時即能起身出房再與參附二劑全安若不辨症用藥痢疾門中幾曾有此等治法乎況於疾未著而早見乎

生生子治大宗伯董潯陽門下馬厨者七月初旬病延二十餘日危在旦夕寒熱極重寒至不憚入灶熱至不憚入井利兼紅白日夜八十餘行腹痛惡心汗多神倦蔣虹橋沈樂閒述其状而請予曰脉何如蔣

況曰下痢脉洪大死細微者生今洪大逆也予曰痢忌洪大而寒熱又不宜細微其中必有故予診其脉果如所言詢其致疾之由病者云日前客衆廚間燥熱食瓜果過多晚又過飲御内而寢于樓簷下次日即寒熱腹痛因而下痢余雖得其病情尚未融通一治之法沉思久之作背陣一戰人參白术石羔滑石各五錢知母炮姜各三錢大附子炙草各二錢作一劑煎服謂曰倘得一睡則陰陽和和則汗可斂而寒

熱嘔惡可止也明日巳刻再診痢減半汗吐止脉亦
歛矣再用人參石羔白芍白术滑石各三錢炮姜肉
桂知母各二錢炙草附子各一錢服後瘧止痢又減
半飲食漸進神氣漸轉改用白芍酒炒五錢人參白
术滑石各二錢甘草廣皮炮姜肉桂各一錢三劑而
痢止餐加蓐沈問曰公寒熱均投此爲何症而劑何
名予笑曰此滑公所謂混沌湯也經曰夏傷于暑秋
必痎瘧白虎湯益元散皆解暑之劑瓜果寒凉傷其

中氣酒後御色損其下元附子理中正所以温中補下者經云實者邪氣實也故白虎應之虚者正氣虚也故以理中應之若以寒熱均用爲疑則仲景附子瀉心既用大黄黄連又用乾姜附子此何説哉蓋假對假真對真也

愚按前嘉言之治乃三陽下痢而兼少陰病用活人敗毒散重用人参以提出其下陷之邪即用少陰附子湯重用附子以温其裡此案陽明

經感暑湿熱三氣如惔如焚大汗淋漓非白虎不能驅其暑熱而酒色戕其下瓜果傷其中非參附不能救其脾陽此太陰陽明一表一裡同時受病與温病兩感無異白虎理中合用乃正治法也由此推之今之暑湿伏邪等病豈無兩感症耶皆當察脉辨症胸中了了方可立定主意用藥試觀今之發熱脉微數日即變者皆此類也附記數言以為學者告

附上盛下虛陽明少陽熱邪太陰少陰厥陰裡寒一案

舒進賢治天慶班小生患痢甚危七日不食其症上身發熱下身作冷此陽熱在上陰寒在下也心中煩熱乃陽明裡症法用石羔口苦咽乾乃少陽腑症法用黃芩食不下屬太陰宜用黃芪白术半夏砂仁身重多汗者少陰亡陽也法宜熟附子炮姜厥逆腹痛者厥陰裡寒也法主生附子吳茱萸因其陰陽錯雜

藥即寒熱互用一劑而病畧減再劑而心中煩熱口苦咽乾上熱下寒厥逆諸症俱已於是方中減去石羔黃芩生附子加甘草茯苓數劑而愈

附少陽兼太陰陷邪一按

又治一人寒熱往來口苦不欲食痢紅白兼綠凍又帶清水有知醫者問曰此噤口痢也主用黃連乎凡不能食者皆名噤口然有寒熱虛實陰陽表裡不同觀其外症少陽之經症也綠凍者少陽之本色也清

水為鶩溏太陰之臟寒也少陽經症主表太陰臟寒主裡其陰陽表裡懵然不辨妄投黄連必殺之矣問者聞而愕然復問曰當用何法予曰法主小柴胡湯去黄芩加白术茯苓附子肉桂一劑而效三劑而愈

附三陽三陰六經之邪皆陷一案

又治陳春元侄患痢紅白相兼身發熱而食不下醫謂受暑用香茹黄連加劇利轉純紅不能起床延予視其症惡寒發熱頭痛項強時有微汗者太陽表症

也前額眼眶連兩側痛者陽明兼少陽之表症也胸膈不開飲食不下屬太陰又有少陰之目瞑身重少氣懶言且見厥陰之腹痛拘急逆上胸膈此症陷邪六經皆俱矣用桂枝葛根柴胡以解三陽之表黃芪白朮半夏砂仁為太陰理脾開表附子炮姜達少陰溫經散邪吳萸川椒入厥陰驅寒降逆一劑頭痛止而熱清利轉白而無紅其三陰諸症仍未減于方中去三陽表藥再劑飲食漸進腹痛略止利亦稍輕將

前藥再服二劑而愈

附三陽陷邪兼太陰臟寒下痢赤白夾血一案

壺蘆山人治貢楚翹孝廉下痢赤白兼血而脉緩弱進活人敗毒散先解其表其脉仍緩弱無力脾虛兼暑也用附子理中湯加香連歸芍而愈蓋孝廉平素胃寒暑月食瓜必加火酒又值中年以後中虛之故當日同議者貢上之先生也此亦外感兼内傷者

附陷邪未經透表而先下傷陰一案

吾鄉老醫孫御千于乾隆戊子七月治季諧禹令政趙氏年十七歲患痢極重乃翁韶度清入城診痢已五六日始純紅繼白色相襍今下純白粘膩晝夜四五十行後重窘廹多在腰尻尾閭之間少腹不過微痛胃口不能（納）食閱前方並未外解用硝黄攻下而劑外邪暑熱凝結下焦無從解散先疏其壅用川連生姜秦艽枳殼木香汁檳榔汁查肉神麯桔梗鮮荷葉陳倉米湯煎服一劑次日墜痛少減腹中喧响矢氣

甚臭滯未靜而有糞色赤且知飢納穀書謂下痢失氣者當痢其小便急開支河以通之滑石茯苓甘草萹荳花川連青皮廣皮阿膠白芍荷葉服二劑八月初二日早診痢已減半穀食漸增而安寢脉皆和緩獨右尺勁大不平濁邪陷于大腸之分未清擬將欲降之必先升之之法羌活升麻醋炒柴胡醋炒防風南沙參滑石甘草茯苓廣皮查肉檳榔乾荷葉炒陳米煎湯晚又進末藥一服地榆銀花查肉木香麥芽

茯苓廣皮甘草以腸胃之病宜散不宜湯也初三日痢止便溏肌肉潤澤有汗神思清爽穀食頗加脉細弱而数痢後陰虚宜和用阿膠白芍炙甘草扁豆建蓮廣皮茯苓砂仁数劑全愈

一曰秋燥燥者火之餘氣濕之復氣也其時大火西流燥氣甚行故痢每甚于四氣五氣之間因暑熱最傷肺氣肺不受邪傳之于腑肺火欝于大腸其腹痛甚脐下皆赤白膿血稠粘其症甚重陰虚者尤多患

之金匱云下痢肺痛者非肺痛也肺火鬱于大腸故
痛也宜用桔梗以開之苦寒以化之育陰以潤之金
匱主紫參湯紫參不知何物張璐玉以紫菀代之亦
是開肺之義此症忌用敗毒散以風藥多燥也忌大
下陰虛者下之復傷其陰也忌補氣氣愈滯則燥愈
甚也張飛疇云此症攻積死補氣亦死宜白頭翁加
甘草阿膠湯余常用黄連阿膠湯加桔梗多效每見
此症悮治夭枉甚多喻氏云水出高源肺氣清則不

便自行肺與大腸爲表裡大腸之熱皆因肺熱所移尤用辛凉之藥清肺之化源矣况腸胃有病其所關全在於肺本草謂紫參主心腹中積聚療腸胃中熱通九竅利大小便仲景取之通因通用之意也又可見肺氣不通而痛則急通其壅可知矣愚按嘉言此論即秋燥之根由余見患此及多醫者不識故詳及之

引症

舒進賢曰秋燥者秋分以後燥金主氣之時涼風漸起暑氣退而溼氣收天氣清而土氣燥人皆精神爽慧起居咸康然而天道靡常時有不正之氣混入清肅之令轉令暴熱流行謂之秋燥其燥上侵于鬲則則乾欬失音咽痛心煩腹無潤澤法宜玉竹蔞仁天冬桔梗鷄子白其燥下侵腸胃則腹痛下利裡急後重皮毛焦槁索澤無汗心煩咽乾法宜生地阿膠桔梗蔞仁鷄子黃燥與火不同火為實症陽亢熱甚身

熱多汗宜苦寒奪其實而瀉其熱燥爲虚症陰虧失潤肌膚熯燥宜甘寒滋陰而潤其燥又與陷邪不同陷邪有濕熱有脾虚此則爲陰虚茋术砂仁半夏萬不可投也

附秋燥痢醫案

錚進賢治一人身體熯燥聲音重濁腹痛心煩口濇無味痢症日增醡脹愈甚曰此秋燥症也用生地阿膠各四兩桔梗甘草各一兩濃煎不時與服一日一

夜服完人是甦暢各症畧減忽想鮮魚下飯即與之食訖得汗其病如失或問此症腹痛有寒乎予曰否肺氣為燥氣壅遏陷入腹中搏結作痛但清其燥氣無所往不得之矣壺蘆山人治尹山令弟秋燥下痢腹痛異常赤凍中有血醫進敗毒散及辛溫燥劑症反增重舌紅口燥澼出無度延予診脉得濇数進黃連阿膠湯加桔梗荷葉白粳米湯煎服兩劑痢減半再將前方去桔梗加益元散炒銀花知母三服而安

時道光庚子秋也

秋燥痢亦因歲氣盛衰

孫氏御千曰乾隆戊子少陰君火司天小滿後交三之氣正屬主氣客氣亦屬君火加臨二火盤旋于太虛風自火出日日大風亢旱自春至秋逢風熄之日即炎蒸異常立秋後上自湖廣下至江浙皆患疫痢色赤或五色相雜虛者受之必噤口而入臟肢冷五六日告斃矣輕者由赤轉白乃愈瘥疾絶少夫火盛

之年本能生土旺胃因木火同性肝胆肆横挹取胃中津液腸胃中被竊空虛暑毒乘虛内襲致患痢者多瘧乃少陽經病木旺邪不入攻少本年治痢以肝為剛臓宜制以柔用阿膠白芍胃屬陽土喜通惡塞用人參茯苓炙草陳米通補胃陰荷葉升清廣皮利氣銀花清少陰君火而解毒少加檳榔汁以疎利腸中之壅同姜體乾酌定無不應手取效

一曰時毒乃疫氣流行或因天時亢旱暑熱異常或

因天時大水濕熱蒸鬱或因歲氣偏勝一方盛衰不同其病速其症重每有三四日告斃者逆挽法雖不可廢而鞭長莫及苦辛寒急下之法不可緩按喻氏日有驟受暑濕之毒水穀傾囊而出一晝夜七八十行大渴飲水自救此則腸胃為熱毒所攻頃刻腐爛更用逆挽法迂也每從內經通因通用之法大黃黃連甘草一晝夜連進三五十杯俟其上渴下痢之勢少緩乃始年調于內更不必挽之於外蓋其邪如決

水轉石乘勢出盡無可挽耳更有急開支河一法其邪熱之在裡者奔迫於大腸必鬱結於膀胱膀胱熱結則氣不化而小便短赤不用順導而用逆挽仍非計也清膀胱之熱令氣化行而分消熱勢則甚捷也仲景謂下痢失氣者當利其小便夫氣者膀胱之化也反從大腸而出當利其小便非急開支河之謂乎

引症

舒進賢曰時毒者天行疫癘時氣流行人觸之而為

痢外見心煩惡熱口鼻氣粗渴欲飲冷腹滿攪痛鼻如烟煤肛門似烙乃熱毒內攻臟腑有立壞之勢急宜三黃陡進以救內焚加桔梗開提肺氣宣其壅而舉其陷腹痛自止熱毒除而疫痢消下痢亦愈此症腹痛乃肺氣為火熱所迫陷入腹中壅滿過甚而為攪痛與虛寒腹痛不同虛寒者腹不滿喜手摩按法宜溫補火熱內壅者其腹滿不喜熱手摩按芪术溫補毫不敢犯即如陳皮木香厚朴等藥皆不可用惟

有桔梗開提一法妓之立應

繆仲淳曰時行疫痢一症三十年前間或有之今則

往﹅夏末秋初沿門闔境患此其症大都發熱頭疼

口渴煩燥下痢溺澀甚者一日夜行百次或兼發斑

疹勢甚危迫世醫妄指爲滯底殊不知此時氣使然

因世人稟賦漸薄積感濕蒸厲氣所致治法當清熱

解毒表散爲急如升麻葛根柴胡黄連黄芩之類或

熱甚渴甚前藥可加寒水石更有別症以意加减切

忌破氣收濇犯此多致不救

愚按仲景傷寒論中凡寒熱洩瀉熱結旁流等症統曰下痢毫無分别故方書每以泄痢二字混同立論繆氏此段亦舉瀉痢而統言之學者未免蒙混須知滯下亦屬時行穢感與暑濕霍亂洞泄飧泄協熱下痢熱結旁流同源異流皆時毒所發有赤白積裡急後重痢疾也無是者非也治法總宜表裡雙解下手稍緩去生便遠

時行之病大率類此余長子十八歲亦係此症殞命當時擬用敗毒散加製軍芩連戚君但用芩連雖得小效而邪仍内陷發頤咽腐而斃早知繆氏之說當不至此

附時毒醫案

喻嘉言治朱孔陽年二十五歲形體清瘦素享安逸夏月因搆訟奔走日中受暑濕内蘊之火而成痢疾晝夜一二百次不能起床以粗紙鋪於褥上頻頻易

置但飲水而不進食其痛甚厲肛門如火烙揚手擲足噪擾無奈余診其脉弦緊勁急不為指撓謂曰此症一團毒火蘊結在腸胃之内其勢如焚若二三日外腸胃臭腐矣於是以大黃四兩黃連甘草各三兩入大砂鍋内煎隨滚隨服服下人事稍寧片刻少頃仍前噪擾一晝夜服至二十餘碗大黃俱已煎化黃連甘草俱煎至無汁次日病者再求前藥余診畢見脉勢稍柔知病可愈但用急法不用急藥遂改用生地

麥冬各四兩另研生汁而以銀花丹皮赤芍甘草各一兩煎成和汁大碗嚥之以其來勢暴烈一身津液從之奔竭待下痢止後生津養血則枯槁一時難回今脉勢既減則火邪俱退不痢而痢自止豈可泥潤滯之藥而不急用手服此藥果然下痢盡止但遺些少氣沫耳第三日思食豆腐漿第四日畧進陳倉米清汁緩〻調至旬餘方能消穀亦見胃氣之存留一線者不可少此焦頭爛額之客耳

附繆仲淳治毒痢及發疹時毒痢方用鮮金銀花三兩煎濃汁三大碗入地榆五錢川連槐米炒各四錢川黄柏黄芩各二錢白芍酒炒三錢炙甘草二錢綠色升麻醋炒六分同煎一碗調飛滑石末五錢不拘時服

一曰滑脱每見於久痢之後三氣之邪已靜五臟之氣不固所下不過微黄稀水並無赤白凍亦無裡急後重小便不赤口舌不燥脉沉細而弱審定屬虚寒

者方可温濇之劑仲景所謂陽明不闔太陰獨開下焦關閘盡撤主以赤石脂禹餘糧湯必如此而後可曰滑脫也豈可以裡急後重數至圊而不爽日夜無度者亦曰滑脫也耶生死關頭不容不辨每見市醫治痢並非滑脫悞進罌粟殼肉果補骨脂杜仲兎絲子等兜濇之劑殺人無數

引症

舒進賢曰滑脫者由病後久虛脾胃土敗腎陽衰之

中氣下陷而為脱滑法宜大補元氣扶陽固腎理脾健胃更加濇以固脱方用人參鹿茸附子肉果炮姜半夏砂仁川椒芡實山藥故紙益智仁蓮子肉大劑多服俾令陽回陰消脾胃强健腎氣收固元氣大復滑脱自止

繆仲淳曰凡治滞下與大腸滑泄自痢不止不同滑泄自痢不止有可濇之道故古人有間用粟殻及訶梨勒以止其滑泄若夫滞下本屬濕熱濇滞不行法

宜疏利藥忌兜濇大腸者肺之腑也大腸既有濕熱留滯則肺家亦必有熱肺為華蓋之臟經曰脾氣散精上歸於肺通調水道下輸膀胱是肺氣喜通利惡閉濇故人藥性中每云利肺氣其意概可見矣倘悞用粟殼訶梨勒使濕熱無所宣泄肺氣不得下行非惟滯下增劇濕熱薰蒸上干乎肺則脹悶氣逆不得眠不思食諸症至矣

附治滑脱案

喻嘉言治浦君藝病痢初起有表邪未散悞用參术固表使邪氣深入又悞服黃連凉解大黃推蕩治經月餘胃氣不運下痢一晝夜百餘行一夕嘔出從前黃連藥汁三五碗嘔至二三次後胃與腸遂打為一家内中幽門闌門洞開無阻不但粥飲直出即人參濃膏纔吞入喉已汩汩從腸奔下危急之中諸昆玉及内戚俱探余曰此症可無恐乎余曰在此用藥便有可恃吾豈不知疾勢之危但無別人可任姑以靜

鎮之而殫力以報知己矣於是以大劑四君子湯煎調赤石脂禹餘糧二味連連與服服後其下痢之勢少衰但腹中痛不可忍君藝云前此下痢雖多然尚不痛服此藥而痛增未可再服矣余曰此正所謂通則不痛痛則不通之説也不痛則危痛則安何樂而不痛耶仍以前藥再進俟勢已大減纔用四君子倍茯苓十餘劑全安

葉天士治嬌姓初起無寒熱即瀉痢嘔惡不食乃噤

口重病夫暑邪之傷由口鼻吸入邪與水穀交混蒸變湿熱釀為積滯血膿腸胃氣窒欲解不能通爽遂致裡急後重香連苦辛理氣導湿清熱初用頗是皆緣勞碌之人非膏粱温養之質淡薄積勞中氣易傷四十日來積少痛緩醫稱病解而食不咽下不知飢飽診得弦脉形衰舌白不渴飲水日瀉數行全屬胃倒氣奪中宮損極下關不攝穀不能咽焉能承受湯藥藥味氣劣胃衰必惡久痢久瀉務在能食古人非

醒脾胃即安腎攝納再詢粉粱下咽或嗆或噎議以上脘宜通其清陽下焦當固攝其滑脱倣古方中參苓白术散末當以米飲日服二次間以不膩滑之物食些少勿多以示胃之所喜為補必得胃氣漸醒方可轉危為安

方用人參二錢 焦术三錢 茯苓三錢 炙草八分 扁豆炒二錢

桔梗一錢 薏仁三錢 砂仁炒五分 炮姜炭一錢 肉豆蔻一錢

研細末秤准分兩每次用香粳米飲湯調服一

錢五分須日進二次

痢疾初起亦有用補塞者附録一案備攷

吳興陸肖愚治吳南坵八月間醉後御内明日患痢一日夜百餘次赤白相兼狀如爛肉腹中作痛四肢厥冷脉緩大無力兩尺尤弱予謂即宜補塞處方先書人參肉果二味其諸公子大駭曰無積不成痢豈有一二日即用補塞者乎予姑以調氣養營湯不進不退明日又診还宜補塞諸郎又力爭仍以前湯加

人參而彼竟不加亦無進退一醫進芩連梹榔木香芍藥腹痛如劙足厥如冰冷汗時出氣之不足以息所食之物即從大便而出色竟不變復延予診進而視之身體不能轉側大便如流勢甚危險而脈與神氣尚未絕因用大料人參附子理中湯加肉桂肉果一帖而腹痛稍減數劑而足溫泄少後用人參二斤始起鬚髮盡落

陸闇生評曰病有反治有正治有常治有變治

痢而通因通用者反治也通久用塞者正治也然初起用通者常治也初起用塞者變治也知反知正尤宜知常知變方爲太醫吳南卿諸公子執無積不成痢之常法而不識尊君脉症之虚若非神手幾敗乃事

以上四大綱陷邪秋燥二症患者極多亦有陷邪兼秋燥者亦有初起陷邪繼而陰傷化燥者至于時毒疫痢每甚于亢旱酷暑之年暑濕病多有之

若滑脱不多見久痢之後邪諍正虚者始有此症患者極少切勿以裡急後重者悮治其餘久痢或正虚邪戀者甚多皆因悮治所致元氣旺者清邪漸愈元氣衰者邪正同歸於盡而死不可不慎

痢因暑濕熱三氣

痢疾一症甚於夏秋暑濕熱三氣與食滞交蒸互結為病也蓋濕為粘膩之邪熱為無形之氣積為有形之滞必用苦辛寒清熱導滞如溝渠壅積汚濁不能

一清即愈一下即安故七日内初進喻氏法次宗河間丹溪無不應手

痢不獨濕熱

經云春傷於風夏生飧泄腸澼此因風之伏氣至夏始發也又曰飲食不節起居不時者陰受之陰受之則臟腑滿閉塞不下為飧泄久為腸澼常見恣縱口腹肥甘濃厚傷其腸胃或多食瓜果陽氣被邪反受生冷之累須知腸胃一傷不能運化精微傳送糟粕壯

者氣行則已怯者着而爲病蓄積停滯而爲痢矣故戴元禮曰痢疾古名滯下以氣滯成積積成痢治當順氣爲先再右清熱導滯方中必用辛温藥味爲反佐如潔古芍藥湯之肉桂瀉心湯之炮姜皆先正法程也按春風伏氣至夏腸澼亦是陷邪活人敗毒散亦對症之方

辨治痢與治瀉不同

泄瀉有寒有熱有濕有食積有清氣下陷之不同用

藥有溫燥分利之各異痢則純乎暑溼熱與燥火交結爲病又有陷邪秋燥時毒或凉或潤或清或宜推蕩或宜消暑最要清溼化熱不忌清滋滑潤溫燥萬不可投茂朮萬不可用與治瀉有天淵之隔每見治利者輙進姜附二朮燥烈之劑悞人不少明乎仲景六經辯症之法自無此等弊竇

辯痢屬大小腸之病

心與小腸爲表裡暑爲君火心氣應之故暑先入心

心不受邪移熱於小腸受盛之官不能化物故腹痛當齊膿血稠粘數至圊而不能便所謂暴注下迫皆屬於火也肺屬金爲嬌臟體燥而畏火暑熱逼之移於大腸傳導之官不克變化而出糟粕由是膿血雜下赤白相兼燥矢壓於廣腸致後重窘迫其勢甚苦從未有人説破此理特爲揭明

辨痢屬脾胃濕熱當分陰陽虚實

脾爲己土屬陰濕襲之便爲寒濕胃爲戊土屬陽濕

受之化為濕熱痢者濕熱病也脾不運化濕熱襲于陽明者居多故痢疾每多陽明病或通因通用或寒因熱用熱因寒用導去腸胃中之熱則濕亦漸化矣若脾之寒濕為病當溫脾化濕此太陰病不可混治

辨痢有燥矢凍係傍流

下痢膿血稠粘必有燥矢結於腸內故後重窘迫屢便不糞結于廣腸則後重更甚赤白腸膏皆從燥矢之傍流出燥矢一日不去腸膏一日不止每見用升

举升提而後重依然如故者何哉無形之氣下墜可升有形之滯壓於肛門不能升也當用大黄下之大解頹然通暢燥矢盡去後重如失腸垢自去霍然而愈若元氣稍虚者燥矢化作小塊陸續而下一時不能頓愈必待數日糞多溏少漸次而愈無論陷邪秋燥時毒均有燥矢結於陽明此理前人亦未發明也

憶道光戊子七月　先府君七十七歲患痢腹痛後重日三十餘次進敗毒散用人參是夕不減明晨又

進一劑謂士瑛曰余收視返聽覺致疾之處在小腸下口接大腸上口之地有病焉其痛令人難堪所以痢病不起者頗多不肯於是晚又進敗毒散半劑明晨潔古芍藥湯製軍用三錢至下午大解粟糞二枚尚有陳傍晚又大解燥矢二三寸者數枚諸症如失即飽餐夜飯從此霍然蓋府君平日勤修好學內養功深謂不肯曰守真劉子云痢和血則便膿自愈調氣則後重自除二句切中是病肯綮方悟出正糞結而

不行㈧係腸膏因後重逼迫傍流而出前賢不說破者要後學用功心悟耳

辨腹痛有火有滯有肝邪横逆有傷臟陰之不同

濕熱與食滯互結定然腹痛痛在中脘陽明病也痛在當臍及少腹大小腸病也皆因食滯與濕熱阻滯氣分并傷及血分不能運行所致治當清火理氣導滯所謂和血則便膿自愈調氣則後重自除至肺火

鬱於大腸少腹之痛尤劇宜桔梗以開提之紫苑以辛潤之痛必肝氣白芍在所必用膿血痢需從腸中刮下焉得不痛吳人謂之刮痢積痢正是此意若傷臟陰而痛皆因痢久腸膏竭絕邪已盡者扶正補陰可愈邪未淨者雖補無益必至邪正同歸於盡而已再按邪正相搏則痛食滯中下則痛氣分鬱結則痛血分凝結則痛水火相搏則痛其有不痛者人多忽之不知邪正混合為一痢雖重腹亦不痛最宜詳審

辨痢不腹痛

痢有腹不痛濕重于熱不與熱爭故不痛也若是寒濕邪正相爭亦必腹痛病家醫家每以不腹痛而忽之遷延日久每多悞事

治痢七日以内用藥宜峻不可因循誤事

痢証初起乘其元氣未傷投劑宜峻如發表攻理清熱導滯理氣等法萬不可緩若胆小用疲藥因循悞事致延久痢或休息痢甚至因邪致虚正虚邪實悞

人性命醫之過也

治痢又不宜卤莽峻攻致傷元氣

治痢宜相人之虛實寒熱表裡陰陽斟酌用藥庶無太過不及之弊若一味孟浪攻補亂投實實虛虛禍不旋踵必細細察脉辨症而又不局於俗見不泥于成見當清則清當下則下當補則補實有把握方不愧為司命

辨治痢補中益氣湯之謬

痢為滯下因氣血凝滯失流行之常度而成宜理氣不宜益氣宜疏通不宜壅塞茋朮呆鈍之物非特閉氣留邪抑且助火化燥若謂因後重而用之則有形之燥矢壓重肛門用升柴之無益徒使虛火上升而後重窘迫如故也若謂中虛而補之則留邪遺禍也予表叔曹峙楨先生近七旬患痢醫者初起亦知用敗毒散以解表苦寒以清裡旬日外未痊慮其年老也投補中益氣從此重矣延至十一月延予治余曰

此補中留邪之悞也用香連丸青麟丸以徹邪至正月方愈余見此等悞治甚多不可不辨至人參除活人敗毒散之外亦不可輕用

辨治痢用二术之謬

蒼术雖燥濕而不滯邪用之于寒濕則可用之於濕熱則不可白术則壅閉氣分更非所宜常見服此者皆糾纏難愈亦因此殞命者至山藥白扁豆皆不可輕用繆仲淳治一少年貴介暑月出外飲食失宜患

滯下除途中無藥歸家腹痛不已徧嘗諸醫之藥入口痛甚亦不思食仲淳視之曰此濕熱爾其父曰醫亦以濕熱治之而劇仲淳曰投何藥曰蒼术厚朴陳皮枳殼等仲淳曰悮也术性温而燥善閉氣故滯下忌之郎君陰虚人也尤非所宜以滑石一兩為末丹皮汁煮之别以白芍酒炒五錢炙草二錢炮姜五分水煎調滑石細末服之須臾小便如注痛立止引此以症用术之謬

辨痢因邪滯廣腸所以後重窘迫藥力一時不到

痢因邪滯大小腸其迴薄曲折之處邪滯於內用藥已難清理邪滯廣腸燥矢壓之後重窘迫痛苦萬狀煎藥一時難到病所蓋湯者盪也僅能盪滌中上無形之邪廣腸在下焦極下之處其道遠其邪固必用若寒有形之藥潤之導之方能直到病所青麟丸用滯下丸甚者當歸龍薈丸均為應用之劑古人必用梹

椰者正為此耳祝思佳病痢進敗毒散以提其陷邪渠欲速效吸鴉片烟而痢愈不爽肛門內如有刺毛刺痛余謂一團濕火結於肛門必須通之用青麟丸芍藥湯重用大黃皆不效服更衣丸始去結糞數塊又進龍薈丸三錢大下結糞而瘳因此知後重逼迫肛門如烙乃濕火結成宿垢滯于廣腸之故也

血痢

痢下純血或鮮紅或紅紫相間皆暑濕熱傷及血分

此極重之候也必用苦寒以清其熱歸芍以和其血製大黃青麟丸在所必用潔古芍藥湯東風散皆對症王道之藥也時賢陳修園曰醫書云痢純血者死按其治法不過阿膠地榆槐米之屬安能救得死症如果鮮血下奔口渴便短裡急後重脉盛者爲火症宜白頭翁湯一日二服虛人及產後加甘草阿膠亦有下鮮血而非火症者血帶點而塊俱宜從脉症細辨

附血痢色鮮色晦治驗

繆仲淳治陳督學因校士過勞感暑滯下純血醫皆難之陳刺史曰此非繆仲淳不能療也使者旁午得之吳門一日夜馳至武林仲淳診得其所由用人參五錢升麻七分炙草一錢五分烏梅二个紅麯二錢黃連三錢白芍二錢蓮肉四十粒煎調滑石末五錢兩劑愈督學曰痢止矣心搖搖不能閱卷奈何仲淳曰此勞心太過暑因客之故耳加棗仁乾葛竹葉一

劑遂平

吾鄉戚孟陽先生治潘金奎裡急後重腹痛下痢純血不爽日夜三十餘次脉沉弦数有力此暑溼食滞兼時毒傷血也用潔古芍藥湯去桂易炮姜灰加地榆銀花鮮荷葉陳米湯煎三帖而愈

又治一人血色晦黯脉細弱如絲腹痛作惡後重逼迫二十餘日飲食不進用黄芩湯加炮姜地榆桃仁查肉枳殼伏龍肝荷葉陳米服之血漸少後用連理

湯而痊

下痢血水

下痢血水如洗魚之血水或如洗豬肺之血水者此濕熱俱重蘊結於魄門煎藥不到其處用桂元肉七枚每箇包苦參子仁七粒空腹淡鹽湯吞下宜一日間一日服之以待脾之運化若日日服之囫圇之物一時消化不及恐反妨飲食耳此方先大夫得之都中本治濕熱便血余因下血者百藥無效用此愈人

甚多始病在廣腸必用有形之苦泄之而又恐苦寒敗胃用桂元之甘温包於苦參子之內外先到胃中甘温之味初化苦寒之性未彰直至小腸大腸以至魄門苦水直趨于下俾濕熱之陷于極下者始得清耳用方之妙如此方書以下痢血水為死症亦未必盡然

附暑熱下痢血水急症案

國初雲間清白里老人醫治吳玉英令郎琴五於八

月十三日患痢裡急後重似乎輕症惟脉息沉数積滞不清熱邪鬱伏之象也即告以勿輕視當清虛淡泊為主越数日内熱甚日夜百餘次皆血水後重逼迫肛門如火大小便不利諸醫皆用消積和血藥毫無見效反脉大身熱血水如注議者皆為不可治余曰脉症雖危尚有善狀胸腸舒暢粥飲可進身體輕快積色鮮明無臭穢不堪之氣熱勢雖甚腸胃未傷此係暑邪傷其津液無形之火為患也必得有形之

水制之用井水調益元散與之并以西瓜汁間服一日數十碗方覺爽快以黄芩芍藥湯加川連枳殼滑石木通銀花之類治之而安蓋此症不宜用消導和血之藥者乃無形之暑邪爲患耳半月間用西瓜四枱餘枚井水調益元散三十碗黄連五兩餘肛門始不熱口始不渴若以痢門常法治之則津液愈耗綿延日久而斃者多矣

屋漏水

方書載下利如屋漏水者死亦未必盡然夫所謂屋漏水者即紅黑色之水也或如赤豆汁或如糖芋艿汁混濁不清治以苦寒清火而兼分利以化其濕無不皆瘥始知屋漏水非死症也余每用丹方黃鱔去腸雜及血風乾炙灰每服三錢拌赤砂糖三錢黃酒調服四五服即腹痛服之亦愈

附録醫案

壺蘆山人治峭岐繆老金年四十餘七月中旬病痢

延至八月中延余治腹痛不而後重不爽胃口不醒所下穢水如糖芋艿汁閱醫方有用溫者有用凉者雜治罔效余用焦查銀花炭地榆炭益元散茯苓木通枳殼苓芍陳米煎服二帖續進黄鱓灰如法服之七日霍然半月以來知飢食進未起床也更心中覺飢適有煮爛猪肺在床頭尚未冷極盡喫之因又下痢赤少白多復延余治進青麟丸二錢下宿垢頗多又投歸芍查肉檳榔香連炮姜糞多凍少又進理中丸

合資生丸日服過冬至方愈

下痢五色及凍如魚腦

下痢五色及凍如腦者方書咸謂之死症余所見者治之得法無不中竅常用豬小腸中之油垢刮下尾上炙焦黄色研末陳酒調服三四条即愈腹痛者亦效盖小腸乃人之分金爐飲食由胃而下至此始化糟粕歸于大腸為糞水飲化入膀胱為溲屬丙火故曰赤腸火熱逼之失其傳化故病滯下痢久刮腸膏

便如魚腦或如五色即以小腸之垢治之同氣相求之理也

附五色痢醫案

壺盧山人治江陰祝藝芳明經令正患痢赤白續下五色溫之寒之攻之不應一月不愈諸醫咸曰不治延余診脉虛弦數腹痛後重苔白余謂聲音清亮粥食可進未見絶症但性躁多怒非所宜也用香連梹榔芍藥歸身枳殼天水散兩劑青麟丸三錢繼進豬

小腸垢如法製服十日全愈

痢疾發斑疹

時疫痢多見發斑發診前録繆氏説可以為法活人敗毒散銀翹散諸法皆妙訣不治痢而痢自止提發之後而熱熾舌絳者犀角地黃合以清之邪傳於胃者涼膈散大柴胡湯双解散均可參用至於發白疹乃暑湿陷邪由歸肺而達於皮毛最為佳兆勿藥亦痊咳嗽亦佳若轉瘧乃邪從少陽之樞而出均屬生

機

久痢傷陰

大腸主津小腸主液故久痢必損津液每見液涸舌乾齒燥唇烈言語不清者甚其症多險舌黑舌絳舌光舌碎舌糜均為惡候邪淨正虛者受補可愈邪少正虛者育陰尚救二三邪甚者必至津枯液盡而斃

附孫御千姜體乾兩前輩案

乾隆戊子七月十六日無錫太平橋季姓室祝氏患

痢極重請孫姜二君診視是日孫先至痢已半月矣
五色相雜初起錫醫治之因症由瀉轉痢為脾傳腎
之臟病用乾姜白朮石脂龍骨蘄艾人參等一派辛
温之藥反佐黄連烏梅病勢日重飲食日减面色晦
滯精神困頓已極診脉細濇不和右尺激搏之時又
鼓指手温足冷有時微熱舌苔白心中煩腹痛後重
如初孫曰此非臟病内傷乃暑湿内鬱腸胃初未外
達又未内消邪未去而陰已耗液已虧矣擬和陰潤

燥之劑用阿膠白芍炙甘草銀花炭扁豆花大沙參炒丹皮茯苓陳米湯煎是夜只痢三次煩痛亦減但神倦似睡汗微出舉家咸喜病減又疑欲脫孫曰微〻汗出乃暑湿外泄陽得陰則解耳十七日早姜體乾到同診脉象虛濇如雨沾沙姜曰未刻交白露節正氣當培人參阿膠白芍炙草姜汁炒黃連白扁豆花荷葉梗神麹廣陳皮陳米湯煎服一時許即索粥神思稍清而能安卧惟痔漏小便濇少口中乾燥飲

以麥冬湯至夜小便二次痢竟止矣十八日前方去川連神麯白扁豆花加麥冬小麥養心調理令服四劑而愈

孫御千云乾隆丁亥六月姪某患痢極重治療月餘已愈然不能戒口戒怒復發至閏七月二十外日沒時人事昏沉更定後方甦余診其脉細弱無神右關為最腹如仰瓦臍右動氣大如鷄卵震躍不息中虛已極生氣索然投以建中疾勢不減次日延姜體乾

診視案云久痢亡陰肉削形奪姑以養陰清燥之法
治之用阿膠大沙參生白芍炙草白扁豆桑葉天冬
二劑後下午神已不昏再邀體乾同診之案曰下痢
腸垢五十餘日猶腹痛抽掣憔悴尫羸殆甚幾〻欲
脫矣雖胃口有滯勢難消散亟救其陰以戀其陽俾
弗復脉之意大生地天冬麥冬阿膠麻仁沙參炙草
白芍藥〻毋過煎三五十沸即服取濁藥輕投之義
八月初六日臍旁動氣已平腹亦漸厚痢減腹不掣

痛惟所下垢中有白點不已衆皆望其向愈矣予同
姜戚再診之案云診脉左弱右較有神連進復脉湯
中宮柔和而神亂躁煩俱止有津回液轉之机此時
不同其虚安問其餘用大生地麥冬大沙參白芍阿
膠鮮藕大片五錢井水煎五十沸服自此之後餘症
俱減家貧不能服參日啖羊肉觔許方快又延一月
面浮足腫而斃是役也雖未收功實因病久反覆多
端而醫法另出一種亦堪傳也

痢疾呃逆

痢疾呃逆初起决無是症或邪甚致此或悞治致此皆為惡候大抵因中氣大傷邪正混合不清有以致之耳其有濕熱上衝者諸逆衝上皆屬於火也丹溪法可遵中氣虛寒者理中可投然必鶩溏泄白者可用寒熱錯雜連理湯若赤白相兼瀉心湯芍藥湯加參為穩若邪未淨而正大傷澼出無度者終難挽救再按是症景岳主乎中虛氣逆必降氣調氣最屬近

理臨症者宜參之

附醫案

嘉慶庚辰七月初旬壺蘆山人治祝成丝姻伯下利赤白乾惡不止邀予治同視晋垣姻丈診治脉數大舌白膩一團暑濕鬱結在內晝夜五十餘次議進倉廩湯三劑繼進芍藥湯去桂服一帖痢少減去製軍又服一帖痢又減而乾惡不止遂微〻呃逆服柹餅湯即止迨後其湯不靈呃聲連續不已進半夏瀉心

湯加白芍檳榔沉香汁下稀糞頗多赤白漸少而呃終不止用刀豆子丁香柿蒂皆不應已越十四日矣細思老翁平日思慮過度痔瘍脫肛中氣必虛所下稀糞以水已無裡急後重之苦當作胃虛呃逆治因促其戚君燦辰來城同議戚君至亦曰中虛呃逆無疑議進人參理中湯呃如故加附子於前方中二劑而止呃平計呃十一日方止調理半月康復如舊

噤口痢

胃中湿熱之氣薰蒸清道以致濁氣上干胃口壅塞或作惡或嘔吐湯水不能納雖曰極重之症然致疾之由不一有扶肝者木剋土也有火逆上衝者諸逆衝上皆火也有挟痰挟飲挟湿或寒熱錯雜者皆濁氣在上也宜諦審其因而治之無不中竅丹溪用人參石蓮散等分煎服但得一口下咽虚熱即開又用田累射香打爛掩臍内引熱下行頗效丹方五穀虫炙焦研三錢米飲湯下此皆前人成法然宜按症施

治熱則清之寒則温之濕則燥之分利之邪則發之疎之方爲盡善

繆仲淳治噤口痢神效方

綠色升麻醋炒五分人參三錢蓮肉去心炒焦黃三十粒水一鍾煎半杯飲之蜜和爲丸更妙每四錢一服白湯吞下又製滯下如金丸治各種痢惡心欲吐即噤口用

人參三錢石蓮五分綠升麻醋炒八分白芍酒炒三錢白扁豆炒二錢花亦可

胎前痢

婦人胎前患痢邪陷者宜提散邪滯者宜疎利有火者宜清潤與治平人下痢之法同但不可用傷胎藥大黃可用而青麟丸不可用因有車前子滑胎故也梹榔雖理氣其性下墜亦宜酌用每見世俗遇此等病動曰安胎輒用芩术不知痢疾芩可用而术斷不可用用之每多悞事須知下痢一日不止胎氣一日不安急去其邪邪去痢止則胎不安而自安也普明子曰余爲此症仔細揣摩忽見燭光遂恍然有得恩

火性炎上者何以降下于腸間而爲痢良由積熱在中或爲外感風寒所閉或爲飲食所遏以致火氣不得舒伸逼迫于下裡急後重也醫者不察更用檳榔等藥下墜之劑降者愈降而痢愈甚矣余因製治痢散以治痢症初起良驗

産後痢

胎前患痢治不得法多致傷胎無論半産正産邪未盡而延至産後者即爲産後痢此極重之症也古人

謂之七日死張路玉主以伏龍肝湯丸用之於暑熱已清但見薄糞稀水而無實火者誠然有效若暑濕熱邪未清舌紅或黃唇燥口渴腹痛後重窘迫者均非所宜每見醫家治此症不肯用苦寒清熱執張氏三禁之說又據丹溪忌用白芍之說不肯用黃芩湯病者煩躁不堪揚手擲足而斃者深為慘傷折衷吾鄉戚孟揚先生亦云苦寒宜忌致局于迂執之見無法起死回生又無明師可以折衷思之至忘寢食一

夕不禁憬然悟曰仲景為醫中之聖傷寒已得先輩口訣心法金匱一書豈不可以傷寒心法通之乎從此用功金匱寤寐神遊讀至産後熱痢用白頭翁湯一條恍然知苦寒之劑先聖未常禁用只要辨症清楚耳余自庚子年至今常用黄連阿膠湯黄芩湯三瀉心湯皆應手取效是知濕火下痢萬不可用溫燥藥也又有並非胎前下痢産後數日患此者亦如上法切不可用溫燥之藥均宜明辨六經表裡陰陽寒

熱虛實八字而治之萬無一失

附醫案

道光庚子七月壺蘆山人治章鴛鸞令正懷胎七月病痢數日即產產後痢仍不止舌絳無津口渴唇燥裡急後重徐秉衡邀予診脈弦數大煩燥不安暑邪化燥加以新產後營血大傷邪火反熾議進黃連阿膠湯用荷葉陳米湯煎藥一劑痢少減又進一帖痢雖減而舌絳口渴如故自汗身熱益甚其脈洪大內

有實火也與西瓜汁進玉女煎荷葉米湯代水服一劑熱退汗少再劑諸恙皆痊

又治葉漕一婦胎前患痢裡急後重腹痛癖出日夜無度醫進膠艾肉果四物又進杜仲苓术等安胎藥痢更劇三日而胎殞產後易女科用生化湯加荆芥牛膝山查病者熱甚昏厥始延余治脉數滑舌絳乾内外皆熱而腹痛異常痛即痢痢復痛循環不已無片刻安此營血已耗悮投温補助火劫陰而暑濕熱

三氣未經外達内消以致如此危險矣議黄連阿膠湯諸醫皆曰不可服後病勢依然腹痛甚即厥法在不治沉思良久寃因邪陷少陰故口渴舌絳心煩又見厥陰之腹痛下痢陽明之嘔惡不納似可與白頭翁湯合用將黄連阿膠湯爲主取白頭翁一味以升清而重用白芍甘草銀花地榆夏枯草金鈴子查肉桔梗滑石荷葉陳米一劑稍安連進三帖又用鮮荷葉枇杷葉金銀花鮮稻葉蘆根西瓜翠蒸露頻進又

頻進西瓜汁經治第七日身發白痦而挾紅疹痢遂止仍進花露荷米煎益元散可見痢由暑濕為患即伏暑之陷入者方書皆以内傷瀉痢混同立治即張氏醫案亦毫無足取惟仲景法乃法王手眼

又治琴川大東門外白場米鋪葉姓婦二十三歲懷孕九月忽患霍亂吐瀉一日而產產後下痢赤白裡急後重一晝夜五十餘遍腹痛甚厲痛則汗出煩躁口渴不寐諸醫作瘀血腹痛治用失笑散桃仁延胡

香附等一派辛溫破血之劑痛痢更重越五日而延余診脈弦大而數苔白厚唇乾面白有特火升惡心不納僉曰瘀血不行余問產婦痛狀謂之曰痛而痢痢而痛減少停又痛痛勢直趨後陰欲大便者此因滯下而痛也痛在少腹凝滯子宮胞門大便不轉矢氣而欲下注前陰者此瘀血痛也病者曰痛必欲大解但所下無多旋又苦痛不堪耳余曰此痛隨痢減滯下之常非瘀也其姑曰何以無惡露余曰吐瀉傷

胎其血必少云陰故也爲定一方桂炒白芍萸炒黃連土炒當歸炮姜查炭益元散廣皮木香汁梹榔汁乾荷葉蒂陳米赤砂糖飴糖脉不甚數用伏龍肝湯煎以温中止嘔服後宿垢大下腹痛即止翊日再診原方去木香梹榔姜連另服香連丸明午又診下痢尚三十次白凍中有紅血點畏寒倦卧汗出過多鼻準之汗如珠頭亦多汗脉象虚弱不數告其翁姑曰恐云陽變脱用製附子白芍炮姜歸身龍牡茯苓洋

參炙草陳米淮小麥紅棗另服香連丸五分以清濕
熱而劑汗止所下純白凍尚二十餘次而不知飢忽
惡寒發抖伸手診脉片刻即縮入被内懶言氣短聲
微皆不足之象用桂枝炮姜白芍丹參炙草茯神
棗仁党參歸身荷米等補養之劑又服豬小腸垢方
三服日進稀粥一盞而胃口不醒伊夫又病伏暑房
中皆恙防荊芥氣令其去藥爐而焚以紅棗室中煮
紅棗粥烹鮮即魚湯令其聞香氣由是胃口大開白凍

亦止十餘日杳無音信一日過其門而問之知婦活而夫死矣當日診其婦竟未請一診其夫此亦數存焉時咸豐丙辰九月也

休息痢

痢疾時止時作纏綿不已者曰休息痢其弊有二一悞於醫家撤邪不清或早補或早濇一悞於病家視為小恙眠食尚可不以為意遷延時日正氣日衰邪氣尚留而不愈者亦有食物不謹舊積未去新積又

生者致時發時止竟有年數十年不愈者延至脾腎兩虧面浮足腫痢仍不止而斃此皆邪正同歸於盡而已故患痢宜早治以斷其根與時症無異若遷延日久必至傷生治法並宜察脉辨症分别寒熱虚實而治之

附休息痢又感邪案

雲間清白裡明醫治南滙徐某病休息痢已年二載因冒暑而傷酒裡急後重身熱而下血凍醫慢進七

味地黄湯熱更甚脉洪大即以黄連白芍柴胡黄芩木通滑石枳殼厚朴甘草四劑熱減痢清再投涼血理滯新邪退而舊病亦愈

老人虚人患痢

老人虚人氣血兩虧暑湿熱與食滯交蒸最能成痢治法尤屬不可因循乘其初起元氣未漓發表攻裡須早圖治所謂無粮之師貴在速戰者也若畏虚養病遷延時日多致不救

附醫案

雲間清白里明醫治胡正之年七十二歲先胸膈不舒飲食不得下達者兩月自以為膈症與老友訣別往太倉調理八月初患痢裡急後重腹痛血積稠粘肛門如火飲食不納諸醫以年老氣血衰耗以培脾健胃為主痢更甚且煩躁內熱惡心其勢危急邀予治脉息數大面色帶紅小便不利後重逼廹煎藥入口即吐用大黄檳榔川朴枳殼黄芩為丸與服大下

紅積甚多胸腸稍舒熱勢更甚以西瓜汁益元散徐〻飲之自覺爽快即以芩連枳殼木通川朴白芍滑石檳榔汁三帖大去積垢頗覺神思困倦以獨參湯飲之其夜安寐然腹痛後重未除又以參湯送檳黄丸攻補兼行去積滯不計仍用益元散西瓜汁調服腹始不痛肛始不熱積滯已除頗思粥飲漸〻加餐胸腸舒暢食物可進月餘而愈壽八十三此膏粱厚味凝滯胃中因滯下而新疾舊恙皆瘳愚按此案合

潔古所云小製湯丸纍纍加之關扃自遠之治故腸症非痰即瘀凝滯胸膈觀此案可通治膈之法矣又治蘇城齊門外蔣奶奶寡居七載勞心抑鬱肝氣不能條暢體質極虛夏初患滯下腹痛後重胸膈不寬而惡心葉天士以為不足之症用人參人乳等調補而痢劇余適在吳門延予診視脉息弦大帶數腹痛後重肛門如烙口乾氣急此肝家有鬱火挾濕熱下注而為滯下上升而嘔惡胸膈不寬用黃芩白芍湯

加枳殼厚朴香附山梔黄連木通滑石一劑腹痛頓除飲食可進連投四帖痢止胸寬後用香附廣皮厚朴枳殼芩連山梔理氣清火舒鬱而愈

小兒痢疾

小兒患痢治法與大人無異盖所受暑溼熱同也惟腸胃柔脆難于克化而又喜食雜物其積滯比大人尤甚八九歲者尚可詢其痛與不痛熱與不熱以察病之輕重邪之淺深若三歲以下不能自述病情全

賴醫者察色聽聲以諦審其病之虚實寒熱方無差謬

附醫案

姚公遠幼子病痢一醫悮下之遂下純血氣喘身熱不思食仲淳偶至亟以人參五錢石蓮子白芍升麻橘紅草石蠶白扁豆滑石炙甘草投一劑喘平血止又數劑痢止仲淳臨別囑公遠曰兒雖愈百日內不出痘則生未幾即痘果殤

大承氣湯

大黃四両　芒硝三合　厚朴半斤　枳實五枚

先煎枳朴将熱入大黃煮二三沸傾碗内和芒硝服得利則止

小承氣湯

大黃四両　厚朴二両姜炒　枳實三枚麸炒

調胃承氣湯

大黃酒浸　芒硝一両　甘草五錢炙　少〻温服

附子瀉心湯

大黃一兩　黃連一兩　黃芩一兩　附子一枚炮去皮

半夏瀉心湯

半夏半升　黃連一兩　黃芩　甘草炙　人參　乾姜三兩

大棗十二枚

白虎湯

石膏一斤　知母六兩　甘草一兩　粳米六合

黃芩湯

黃芩三兩 芍藥 甘草二兩 大棗十二枚

黃連阿膠湯

黃連 阿膠 黃芩 白芍 鷄子黃一枚

白頭翁湯

白頭翁 秦皮 黃連 黃柏

三瀉湯

大黃 黃連 黃芩

芍藥湯

白芍　歸尾　黄芩　黄連各半　木香　檳榔　炙草各二

桂子　每服五錢利大減加大黄

連理湯

白术　人参　乾姜　甘草　茯苓　黄連

猪苓湯

猪苓　茯苓　澤瀉　滑石　阿膠各一兩

赤石禹餘糧湯

赤石脂　禹餘糧

桃花湯

赤石脂一斤　乾姜一兩　粳米一升

人參敗毒散

人參　羌活　獨活　柴胡　前胡　川芎　枳殼

桔梗　茯苓各一兩　甘草五錢　姜三片　薄荷少許

大柴胡湯

柴胡分　半夏半升　黄芩　芍藥三兩　生姜五兩　大棗十二枚

枳實四枚　大黄酒浸

小柴胡湯

柴胡分 半夏半升 人參 甘草 黄芩 生姜三兩

大棗十二枚

真武湯

附子炮一枚 白朮炒二兩 茯苓 白芍炒 生姜三兩

吳茱萸湯

吳茱萸泡一升 人參三兩 大棗十二枚 生姜六兩

四逆散

柴胡　白芍炒　枳實麸炒　甘草炙

桂枝湯

桂枝　白芍　生姜三兩　甘草炙二兩　大棗十二枚

五積散

白芷　陳皮　厚朴六分　當歸　川芎　白芍　茯苓

桔梗八分　蒼朮　枳殼七分　半夏　麻黄四分　乾姜　甘草三分

肉桂重表者用桂枝　姜葱

香蘇飲

香附炒 紫蘇二 陳皮一去白 甘草七分 姜葱

麻黃湯

麻黃去節三兩 桂枝二兩 杏仁去皮尖七十枚 甘草炙一兩

理中湯

白朮土炒二兩 人參 乾姜炮 甘草炙二兩 加附子名人參附子理中湯

小建中湯

桂枝 生姜三兩 白芍六兩 甘草炙二兩 大棗十二枚 飴糖一升

葛根湯

葛根四兩 麻黄 生姜 桂枝 白芍 甘草炙一兩 大棗十二枚

四君子湯

人參 茯苓 白朮 甘草炙

補中益氣湯

黄芪蜜炙錢 人參 甘草炙乙 白朮土炒 陳皮 當歸五分 升麻

柴胡三分 姜棗

犀角地黄湯

生地兩半 白芍兩 丹皮 犀角二錢

紫參湯

紫菀

當歸龍薈丸

當歸酒洗 龍胆草酒洗 梔子炒 黃連炒 黃柏炒 黃芩炒各

大黃酒浸 青黛各 蘆薈 生射香半 蜜丸薑湯下

香連丸

黃連封 呉萸寸同炒 去朱萸 木香四兩八錢 晒乾 醋糊丸

桃花湯

赤石脂　乾姜　粳米